保護者にわたせるダウンロード資料つき

薬剤師に聞いてみよう！

子どもの薬Q&A

教えて！診療現場の薬の"さじ加減"

編著 児島 悠史　著 富野 浩充　安福 功一

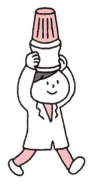
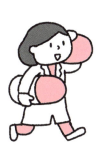
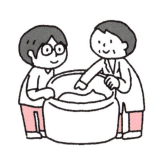
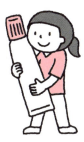

診断と治療社

🔴 はじめに

　医師や看護師の方とお話をしていると、「薬剤師にそんなことを相談してもよかったんだね」「薬剤師ってそんな話に詳しいんだね」といわれることがあります。ものすごく細やかなエビデンスを知っているとか、海外で発表された最新の情報に明るいとかいうわけではなく、薬剤師であれば誰でも知っているような、わりと基礎的な薬物動態学や製剤学の知識に基づいた切り口が、現場での問題解決の糸口になることがしばしばあるからです。これは、明確なエビデンスや指針に乏しく、現場での"さじ加減"を考えなければならない子どもの薬物治療においても同様で、「薬を飲んでくれないとき」や「吐いてしまったとき」の対応、「似た薬の使い分け」や「薬を使う順序」、「薬に含まれる添加物の問題」などを考えるうえでは、むしろこうした薬剤師ならではの視点がとても重宝されるようです。

　そこで本書では、医師や看護師の方から薬剤師がよく受ける相談をベースに、薬剤師がどんな知識・情報をもとにして回答をしているのか、その判断材料や思考プロセスを可視化し、「薬剤師に相談することのメリット」を知ってもらえるような内容をまとめました。薬剤師は"薬の専門家"として医療に携わっているものの、他の医療従事者からは「いまひとつ何を考えているのかわからない」「どういうふうに頼ったらよいのかわからない」、場合によっては「薬のことしか考えてなさそう」という印象をもたれていることもありますが、そうした誤解を解消する一助として、多職種連携をする際の"薬剤師の活用法"を知ってもらうきっかけとして、日々の診療に役立てていただければ幸いです。

　最後に、本書の執筆にあたり、内容や構成の相談にものっていただいた編集担当の島田つかさ様、素敵なイラストを描いてくださった江村康子様に深く御礼申し上げます。

2024年9月

薬剤師　児島悠史

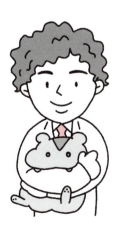

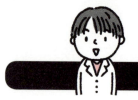
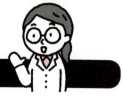

Contents

はじめに　児島悠史 ……… iii
本書の説明 ……… vi

用法（動態）　1

1. 「1日3回」の薬，お昼は幼稚園・保育所に行っていて服薬がむずかしいので，「1日2回」にしてもよいか？　児島悠史 …… 2
2. 「食後」だと満腹で薬を飲んでくれないという相談があったので，用法を「食前」に変えてもよいか？　児島悠史 …… 8
3. 添付文書で用法が「就寝前」の薬，「夕食後」ではダメか？　冨野浩充 …… 13
4. 薬を飲んだあとに吐いてしまったが，どうすればよいか？　児島悠史 …… 16

用法（工夫）　23

5. 薬をなかなか飲んでくれないとき，どうすればよいか？（1歳未満）　児島悠史 …… 24
6. 薬をなかなか飲んでくれないとき，どうすればよいか？（1〜3歳）　児島悠史 …… 29
7. 薬をなかなか飲んでくれないとき，どうすればよいか？（4〜7歳）　児島悠史 …… 34
8. 錠剤は，何歳くらいから処方してもよい？　冨野浩充 …… 39
9. 保湿剤は，「お風呂上がり」すぐに塗布したほうがよい？　児島悠史 …… 43

薬の調整　49

10. 飲み薬の"粉の量"が多いのだけど，何とかならないか？　冨野浩充 …… 50
11. 同じ処方なのにかさが違うことがある？（水剤の賦形について）　冨野浩充 …… 55
12. 水剤やシロップ剤のメスアップ，「水道水」を使ってもよい？　児島悠史 …… 60

用　量　65

13. 点眼薬，子どもでも同じ量でよいのか？　児島悠史 …… 66
14. 保湿剤，どのくらいの量を処方すればよい？　児島悠史 …… 72
15. 子どもの薬の用量，どうやって決めたらよい？　児島悠史 …… 80
16. 子どもの薬の投与量，「体重」にだけ気をつけていればよい？　安福功一 …… 87

Contents

製剤　93

17	錠剤が大きくて飲みづらそうなので，半分に割ってもよいか？	児島悠史 …… 94
18	「てんかん」の薬，ジェネリック医薬品に変えても大丈夫？	児島悠史 … 101
19	保湿剤とステロイド外用薬，混ぜて処方してもよい？	児島悠史 … 108
20	子どもの吸入薬，デバイス（吸入器）は何を基準に選ぶのがよい？	児島悠史 … 115
21	「乳糖」の入った吸入薬は，乳アレルギーの子どもでは避けたほうがよい？	児島悠史 … 122
22	点眼薬の処方が複数ある場合，どういう順序で使うように指示すればよい？	児島悠史 … 128

薬の使い分け・使いどころ　135

23	「飲みやすい，おいしい抗菌薬に変えてほしい」といわれたが，問題ないだろうか？	児島悠史 … 136
24	ドラッグストアに，子どもにも使える解熱鎮痛薬は売っている？	児島悠史 … 142
25	「熱さまし」の薬，体温が何℃になったら使う？（熱性けいれんを心配する保護者より）	児島悠史 … 149
26	子どもの風邪の咳止め，何を使えばよい？	児島悠史 … 157
27	発達障害の薬，どのように使い分ければよい？	安福功一 … 163

相互作用　167

28	「併用禁忌」の組合せ，実際のリスクはどの程度？	児島悠史 … 168
29	薬は「水」で飲んでおけば問題ない？	児島悠史 … 175

授乳中　181

30	授乳中は薬を使わないほうがよい？	富野浩充 … 182

付録　子どもに薬を飲ませるコツとお役立ち情報　191

診断と治療社のホームページ上（https://www.shindan.co.jp）の本書のページからダウンロードできます．

Index ……… 196

著者プロフィール ……… 199

本書の説明

子どもの薬にまつわる
よくある疑問を
8つに分類

薬剤の一般名は「」，商品名は
『』で表記（図表等を除く）

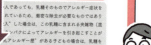

【般】のついて
いるものは
一般名処方

薬剤師がどんな知識・
情報をもとに回答して
いるのか，その判断材
料や思考プロセスを
可視化！

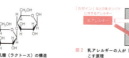

豊富な図表でわか
りやすく解説！

+αの情報を
コラムとして掲載

何を根拠にしたのか，
文献情報も明記

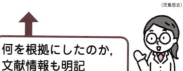

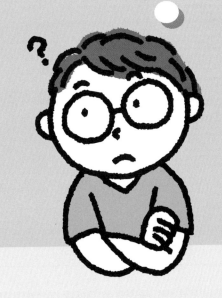
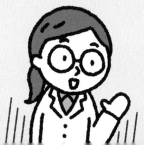

用法（動態）

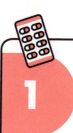

1 「1日3回」の薬，お昼は幼稚園・保育所に行っていて服薬がむずかしいので，「1日2回」にしてもよいか？

POINT

- 1日の服用回数を安易に変えると，いろいろなデメリットを伴うことがある．
- 「毎食後」という用法は，現代人にとって"飲み忘れ"が起こりにくく実用的な用法．
- 子どもが起きている時間をおよそ三等分する，「朝・帰宅時・寝る前」の3回も選択肢になる．

薬剤師にできること

☞ 薬の特性を踏まえて，実現可能な「1日3回」の代替案を提示できる．

仮想症例

【般】アモキシシリン細粒 20% … 6.75 g
　　　1日3回　毎食後 ………… 3日分

- 5歳2か月，男児
- 身長 107.1 cm　体重 18.0 kg
- 併用薬 なし
- 中耳炎の治療

Q 相談内容

医師

中耳炎治療に抗菌薬の「アモキシシリン」を使いたい．この薬は1日量を3〜4回に分割して用いるとされており，中耳炎治療においても「1日3回」で使うのが基本だが，お昼は幼稚園に行っているために服薬がむずかしいと相談された．「1日2回 朝夕食後」でもよいだろうか？

1 「1日3回」の薬，お昼は幼稚園・保育所に行っていて服薬がむずかしいので，「1日2回」にしてもよいか？

A 薬剤師としての回答

確かに，服用可能な「1日2回」にまとめてしまうのも一つの方法ですが，その場合は1回当たりの用量が多くなったり，途中で薬の効き目が切れてしまったりといったデメリットが生じます．中耳炎治療においては，これが副作用や治療失敗・耐性菌出現のリスクにつながるため，できれば「1日3回」のままで使うのが望ましいと考えられます．

一方，「アモキシシリン」は食事によって吸収や代謝にほとんど影響を受けないため，服用タイミングは特に「食後」で指定されているわけではありません（図1）．そのため，たとえばお昼のタイミングで服用がむずかしいのであれば，「朝」「幼稚園から帰ってきたとき」「寝る前」といったように，食事とは関係なく"服用可能な3回"に分けて飲んでもらうのはいかがでしょうか．これがむずかしい場合には，「1日2回」にまとめてしまうということも検討できるかと思います．

用法・用量
〈製剤共通〉
〈ヘリコバクター・ピロリ感染を除く感染症〉
成人：アモキシシリン水和物として，通常1回250 mg（力価）を1日3〜4回経口投与する．
なお，年齢，症状により適宜増減する．
小児：アモキシシリン水和物として，通常1日20〜40 mg（力価）/kgを3〜4回に分割経口投与する．
なお，年齢，症状により適宜増減するが，1日量として最大90 mg（力価）/kgを超えないこと．

図1 アモキシシリン細粒の用法
〔添付文書より抜粋〕

回答の根拠

🔴「アモキシシリン」を「1日2回」にまとめないほうがよい理由

抗菌薬は，薬の血中濃度が「最小発育阻止濃度：minimum inhibitory concentration (MIC)」を上回っている時間が長いほどに効果を発揮するタイプのもの（時間依存型）と，服用した際の最高血中濃度が高いほどに効果を発揮するタイプのもの（濃度依存型）があります（図2）．抗菌薬の用法・用量はこのタイプにあわせて設定され，時間依存型の薬はなるべく1日量を複数回に分割して，濃度依存型の薬はなるべく1日量を1回にまとめて服用するのが基本になります．

「アモキシシリン」は，前者の時間依存型に分類されます．つまり，1日量は細かく分割して

用法（動態）

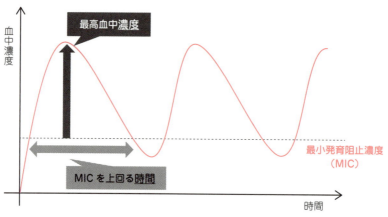

図2　時間依存型と濃度依存型の抗菌薬

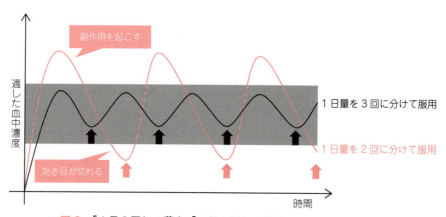

図3　「1日3回」の薬を「1日2回」で服用したときのイメージ

服用し，薬の血中濃度がなるべくMICを上回り続けるような方法で服用することが重要です．そのため，通常は1日量を3〜4回に分けて服用し[1]，中耳炎治療においても1日3回で用いるのが基本になります[2]．もしこれを「1日2回」にまとめてしまうと，確かに1日に服用する薬の総量は変わりませんが，1回の服用量が増えるために血中濃度が必要以上に上昇して副作用を起こしやすくなったり，服用間隔が空き過ぎるために血中濃度が「MIC」を下回って治療効果が低下したり，といったデメリットが生じる可能性があります（図3）．

🔴「1日3回」のまま，服用できる方法があるかどうかを考える

「アモキシシリン」は，食事の影響をほとんど受けない[1]ため，用法も食前・食後の指定がなく，食事の有無を問わず任意のタイミングで服用することができます．そのため，薬物動態学的には食事のタイミングにかかわらず，24時間を三等分して「8時間ごと」に服用するのが理想的な服用方法と考えられます．しかし，「8時，16時，24時」のようなタイミングで薬を使うのは非現実的なため，およそ1日を三等分できて，なおかつ飲み忘れも起こりにくい「毎食後」と

1 「1日3回」の薬，お昼は幼稚園・保育所に行っていて服薬がむずかしいので，「1日2回」にしてもよいか？

◆朝・帰宅時・就寝前の3回で，およそ三等分できるケース

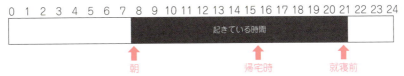

◆朝・帰宅時・就寝前の3回では，あまり三等分にならないケース

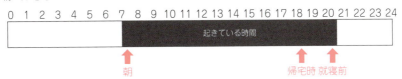

図4 「朝・帰宅時・就寝前」の3回で，起きている時間をおよそ三等分できるかどうか

いう実用的な用法[3]で処方されるのが一般的です（※レセプトの仕様上，「食後」か「食前」かを指定しなければならない，という事情もあります）．つまり，<u>「毎食後」で用いられている薬のなかには，単に"生活習慣に沿っていて飲み忘れも起こりにくいから"という理由で服用のタイミングが「食後」になっているだけ</u>で，特に"食後でなければならない理由"のないものも多く含まれる，ということになります．

このように，食事の影響を受けにくい薬であれば，「1日の服用回数」を変えるよりも「食後」というしばりをはずすことで，まずは実現可能な服用タイミングを探ることができます．たとえば，幼稚園に通っている子どもであれば「朝7～8時」「幼稚園から帰ってきた15～16時頃」「就寝前21時」の3回であれば，子どもが起きている時間をおよそ三等分したタイミングで薬を服用することができ，「朝夕食後」の2回にまとめてしまうよりも影響を少なく抑えることができます．

ただし，ここで注意したいのは，一般的に「1日3回」で服用する薬の場合，服用間隔はできれば4時間は空けるのが望ましい，という点です．もし幼稚園から帰ってくるのが「18～19時頃」で就寝が「20～21時頃」，つまり幼稚園から帰ってきたら比較的すぐに寝るような生活をしている子どもの場合，このアレンジ方法では2回目と3回目の服用間隔が非常に短くなり，起きている時間を三等分できるとはいいがたい状況になります（図4）．

こういう状況では服用回数を「1日2回」にしてしまったほうがよいケースも考えられます．子どもの中耳炎治療で，「アモキシシリン」は1日2回投与と1日3回投与で有効性に大きな差はなかった，とする報告もある[4]からです．しかし，中耳炎のなかでもグラム陰性菌であるインフルエンザ菌が原因の場合には，「アモキシシリン」の薬物血中濃度が低下すると細菌の増殖を抑える効果はすぐになくなってしまうため，「1日3回」の投与が必要だとする見解もあります[5]．

こうした背景を踏まえると，中耳炎に対する「アモキシシリン」は，「1日3回」ではうまく服用できるタイミングが見つけられない場合や，「1日3回」にすると飲み忘れが起きてしまうリスクが高い場合には，用法を「1日2回」にしてしまうことも十分に選択肢になりますが，こ

📙 用法（動態）

れにはややデメリットも伴う可能性があるため，基本的には「1日3回」で用いるのが基本といえます．服用回数を変更することと，飲み忘れが生じてしまうこと，どちらがより治療に悪影響を及ぼす可能性があるかは，薬の特性だけでなく，その薬を使う子どもの生活リズムも踏まえて，個々に適した服用方法を考える必要があります．

💊「服用回数」が少なくなることのメリット・デメリット

　一般的に，服用回数は少なければ少ないほど服薬の負担は軽く，アドヒアランスもよい傾向にあります[6,7]．そのため，なるべく少ない服用回数で薬物治療をできるように考える，というのは基本的に間違った方針ではありません．しかし，服用回数が少なくなることに，何のデメリットも伴わない，というわけではありません．

　たとえば，「1日2回」の薬を1回飲み忘れた場合，「1日3回」の薬を1回飲み忘れるよりも治療への悪影響は大きくなることが予想されます．服用回数を減らすことは，飲み忘れというリスクを回避するのには役立ちますが，いざ飲み忘れが起きた際のダメージコントロールという面では悪手になる可能性もあります．

　あるいは，子どもの薬は「粉」や「シロップ」という剤形で処方されることが多いですが，こうした剤形では薬の投与量がそのまま"服用すべき薬の体積"にダイレクトに影響します．もともと，中耳炎治療では周囲を骨組織に囲まれた中耳腔という，薬の組織移行率の悪い場所にまで抗菌薬を届ける必要があるため，ペニシリン系抗菌薬の投与量は多くなる傾向にあります．服用回数を「1日3回」から「1日2回」に減らすと，"1回で服用すべき薬の体積"も1.5倍に増加するため，今度はこの薬の体積が服薬の大きな支障となってくる可能性があります．

　また，薬のなかには，ADHD治療に用いる「アトモキセチン」のように，本来は「1日2回」で用いるべきところを「1日1回」で服用すると傾眠などの副作用が起こりやすくなる[8]ものもある，という点にも注意が必要です．

💊 まとめ

　「理想的な用法」は時に実現不可能なため，患者さんの生活リズムに合わせて，薬を飲むタイミングや回数を融通するというアレンジは，現場ではよくあることと思います．確かに，多少のアレンジをしても治療上の問題が起こらない，むしろそのほうが患者さんにとってメリットが大きい，というケースは多いですが，用法のアレンジを検討する場合は，服用回数を変えることの影響，食事のタイミングとの兼ね合い，そもそもその回数やタイミングで服用することの意味などを踏まえて考える必要があります．"融通を効かせられる薬"なのかどうか判断に困った際には，ぜひ薬剤師を頼っていただければと思います．

1 「1日3回」の薬，お昼は幼稚園・保育所に行っていて服薬がむずかしいので，「1日2回」にしてもよいか？

添付文書に書かれた「適宜増減」の意味

　添付文書の用法・用量には，「適宜増減」という文言が記載されたものがあります．この表現を根拠に「用法」を変えてしまうケースが散見されますが，基本的にこの「適宜増減」というのは「用量」の増減にかかわるもので，「服用回数」を増減させてよいという意味の記載ではありません[9]．こうした「適宜増減」の拡大解釈は，レセプト上の問題にもつながるため注意が必要です．

■ 引用文献

1) 各医薬品インタビューフォーム〔医薬品医療機器総合機構の医療用医薬品の添付文書情報サイト（https://www.info.pmda.go.jp/psearch/html/menu_tenpu_base.html）の個々の医薬品の添付文書のページにインタビューフォームへのリンクあり〕
2) JAID/JSC 感染症治療ガイド・ガイドライン作成委員会：JAID/JSC 感染症治療ガイド 2019．ライフサイエンス出版，57-74，2019
3) DiMascio A, et al.：Drug administration schedules. Curr Psychiatr Ther 11：94-99, 1971
4) Thanaviratananich S, et al.：Once or twice daily versus three times daily amoxicillin with or without clavulanate for the treatment of acute otitis media. Cochrane Database Syst Rev 12：CD004975, 2013
5) 藤原啓次，他：中耳炎に対する抗菌薬投与法の基本的な考え方．日本化学療法学会雑誌 55：201-210，2007
6) Claxton AJ, et al.：A systematic review of the associations between dose regimens and medication compliance. Clin Ther 23：1296-1310, 2001
7) Kardas P：Comparison of patient compliance with once-daily and twice-daily antibiotic regimens in respiratory tract infections：results of a randomized trial. J Antimicrob Chemother 59：531-536, 2007
8) Greenhill LL, et al.：Effect of two different methods of initiating atomoxetine on the adverse event profile of atomoxetine. J Am Acad Child Adolesc Psychiatry 46：566-572, 2007
9) 幸保文治：『適宜増減』における増減幅．臨床と薬物治療 12：977-978，1993

（児島悠史）

用法（動態）

2 「食後」だと満腹で薬を飲んでくれないという相談があったので，用法を「食前」に変えてもよいか？

POINT

- 子ども用の粉薬やシロップ剤は，"体積"が大きくなりがち．
- 薬のなかには，「食前」に服用すると吸収・代謝が悪化するものがある．
- 薬のなかには，「食前」に服用すると副作用が出やすくなるものもある．

薬剤師にできること

☞ 薬の特性を踏まえて，食前服用しても問題ないかどうか回答できる．

仮想症例

【般】カルボシステインシロップ 5%‥‥‥ 5.4 mL
【般】アンブロキソールシロップ 0.3%‥‥ 2.7 mL
　　　　1日3回　毎食後‥‥‥‥‥‥‥‥ 5日分

- 1歳1か月，女児
- 身長 73.5 cm　体重 9.0 kg
- 併用薬 なし
- 感冒の治療

相談内容

医師

　痰のからむ咳をしていたため去痰薬を使おうと思ったが，「食後」だとお腹がいっぱいで薬をなかなか飲んでくれないとのこと．ただ，薬の味は嫌いではないようなので，お腹が空いているタイミングであれば問題なく服用できると考えられる．「食前」で飲むように指示しても問題はないだろうか？

2 「食後」だと満腹で薬を飲んでくれないという相談があったので，用法を「食前」に変えてもよいか？

薬剤師としての回答

「カルボシステイン」や「アンブロキソール」は，添付文書上の用法が「1日3回」に指定されてはいますが，特に「食後」で指定されているわけではありません（図1）．実際，どちらの薬も食事の有無によってその有効性・安全性が大きく影響を受けるような薬ではないと考えられます．そのため，お腹の空いている「食前」で服用してもらうように指示していただいても，薬学的にもレセプト上もどちらも問題ありません．

カルボシステイン
通常，幼・小児にカルボシステインとして体重kg当たり1回10mg（本剤0.02g）を用時懸濁し，1日3回経口投与する．
なお，年齢，症状により適宜増減する．

アンブロキソール
通常，幼・小児に1日0.06g/kg（アンブロキソール塩酸塩として0.9mg/kg）を3回に分け，用時溶解して経口投与する．
なお，年齢・症状により適宜増減する．

図1 カルボシステイン，アンブロキソールの用法・用量
〔添付文書よりそれぞれ抜粋〕

回答の根拠

💊 「食後」や「食前」で指定されている薬は，そんなに多くない

　薬が処方される際は，レセプト上の仕様から「食後」か「食前」で指定されることが多いですが，添付文書上の用法では特に「食後」か「食前」の指定がない薬も少なくありません．子どもによく用いられる薬でも，抗菌薬，抗ウイルス薬，鎮咳去痰薬，抗ヒスタミン薬，生菌製剤などには，食事の有無によって吸収や代謝にほとんど影響を受けないことから，<u>「食前」でも「食後」でもどちらでも，食事のタイミングを問わず服用可能なものがたくさんあります</u>[1]（表1）．
　「カルボシステイン」や「アンブロキソール」もそういった薬の1つで，特に食事によって薬の有効性・安全性に大きく影響するものではありません．そのため，「食後」のタイミングではすでにお腹がいっぱいで薬を飲んでくれないという場合には，お腹の空いている「食前」で服用するのはよい解決策になります．

表1 子どもによく用いられる，食事の影響をほとんど受けない薬の例

抗菌薬	アモキシシリン，セフポドキシム，セフジニル，トスフロキサシン，ファロペネム
抗ウイルス薬	オセルタミビル
鎮咳去痰薬	カルボシステイン，アンブロキソール，チペピジン，デキストロメトルファン
抗ヒスタミン薬	ロラタジン，セチリジン，エバスチン，アゼラスチン
生菌製剤	ビオフェルミン®，ビオスリー®など

用法（動態）

　一般的に小さな子どもの薬は，大人の薬のように「錠剤」や「カプセル剤」として小さくコンパクトに製剤化されたものではなく，風味や飲み込みやすさを重視した「粉薬」や「シロップ剤」として用いられますが，これらの製剤では"服用すべき薬の体積"は大きくなる傾向にあります．これを風味の矯正のためにジュースや食品と混ぜた場合には，さらに体積は大きくなっていきます．その結果，純粋に"飲むべき粉や液体の量が多い"という理由で服薬を嫌がられてしまうケースがしばしば起こります．

食事の影響を受けやすい薬は，食前・食後の用法を守る必要がある

　一方，食事の有無によって有効性や安全性に影響を受ける薬の場合は，「食前」「食後」のタイミングを安易に変更しないほうがよい場合があります．第三世代セフェム系抗菌薬のうち，「セフジトレン」や「セフカペン」，「セフテラム」といった薬は，空腹時に服用するよりも食後に服用するほうが吸収はよく，AUC（area under the curve：血中濃度時間曲線下面積）も改善することが知られています[1]．「食後」で服用すると，胃排出時間の延長によって溶解度が増大すること，胃内 pH が変動すること等の理由で吸収が増加するのが理由と考えられています[2]．これらの薬はもともと消化管からの吸収効率があまりよくないため，可能な限りは「食後」で服用するのが望ましいと考えられます．もし「食後」での服用が難しい場合には，同種同効薬で食事の影響を受けない「セフポドキシム」や「セフジニル」等に変更することも検討します．

　あるいは，「イブプロフェン」や「アスピリン」などの酸性 NSAIDs は，胃などの酸性環境下ではイオン化して粘膜細胞を傷害する作用がありますが，空腹時には薬と胃粘膜がより接触しやすくなるため，胃が荒れる副作用はより起こりやすくなります．そのため，酸性 NSAIDs は空腹時の服用をなるべく避けて服用する必要があります[1]．"お腹が空いているタイミング"のほうが服用してもらいやすいという状況でも，なにか一口は食べてから服用するなどの工夫が必要です．逆に，βラクタマーゼ阻害薬の「クラブラン酸」は，食後服用するとバイオアベイラビリティが顕著に低下してしまうこと[1]，あるいは制吐薬の「ドンペリドン」は食後服用すると吸収が大きく遅れる可能性があること[3]から，これらの薬はむしろ空腹時に服用するのが望ましいことになります（表2）．もし服用を忘れて食事をはじめてしまった場合は，"服用しないよりもマシ"ということで「食後」服用にするのか，あるいは少し時間をおいて「就寝前」などにするの

表2　食事の影響を受けやすいため，「食後」や「食前」が指定されている薬の例

薬　剤	食事の影響
セフジトレン ピボキシル	食後服用では，AUC が空腹時の 1.3 倍
セフカペン ピボキシル	食後服用では，AUC が空腹時の 1.23～1.46 倍
セフテラム ピボキシル	食後服用では，AUC が空腹時の 1.17～1.64 倍
アモキシシリン・クラブラン酸	食後服用では，「クラブラン酸」のバイオアベイラビリティが顕著に減少
イブプロフェン	空腹時服用では，粘膜細胞を傷害する副作用が起こりやすくなる
ドンペリドン	食後服用では，吸収が遅れ T_{max} が 2 倍に延長

2 「食後」だと満腹で薬を飲んでくれないという相談があったので，用法を「食前」に変えてもよいか？

か，時と場合に応じて考える必要があります．

「食前」「食後」の指定がなくても，食事の影響を受ける薬がある

たとえばアレルギー治療に用いる「エピナスチン」は，添付文書上の用法は特に「食前」「食後」の指定はありません（図2）が，「食前」と「食後」で血中濃度に1.6倍ほどの差が生じる[1]とされています．そのため，急に服用のタイミングを変えると，効き目が悪くなったり，眠気などの副作用が現れたり，といったことを起こす可能性があります．また，インフルエンザの治療に用いる抗ウイルス薬「オセルタミビル」も，特に「食前」「食後」の指定はなく，食事の有無によって血中濃度もあまり変化はしません[1]．しかし，空腹時に服用した場合は，もともと起こりやすい悪心の副作用が，より現れやすくなる傾向にあります[4]．

エピナスチン
アレルギー性鼻炎
通常，小児には1日1回 0.025〜0.05 g/kg（エピナスチン塩酸塩として 0.25〜0.5 mg/kg）を用時溶解して経口投与する．なお，年齢・症状により適宜増減する．

オセルタミビル
通常，オセルタミビルとして以下の1回用量を1日2回，5日間，用時懸濁して経口投与する．ただし，1回最高用量はオセルタミビルとして 75 mg とする．

図2 「エピナスチン」や「オセルタミビル」は，用法上は食前・食後の指定がない
〔添付文書よりそれぞれ抜粋〕

このように，添付文書に記載された用法には「食前」「食後」の指定がなくても，実際には食事の有無によって少なからず有効性・安全性に影響する薬があります．こうした影響を知らないまま，気軽に用法を変えてしまうことがないよう注意が必要です．

まとめ

子どもの薬には，「食前」や「食後」でなければならない薬はそう多くありません．子どもの服薬はただでさえ大変なため，服用しやすいタイミング，服用させやすいタイミングで薬を使ってもらう，ということを基本に考えてもらうのがよいと思います．しかし，すべての薬でこの対応が可能というわけではありません．薬のなかには，食事の有無によって有効性・安全性に差が生じるものもあるからです．しかも，そこには添付文書上の用法で「食前」「食後」の指定がない薬も含まれるため，不用意に服用のタイミングを変えると思わぬトラブルにつながる可能性もあります．各医薬品のインタビューフォームに記載されている「食事の影響」などを踏まえて，個々に服用のタイミング変更の是非を考えることが重要です．

📦 用法（動態）

「漢方薬」は食前でなければならない？

　一般的に漢方薬は「食前」や「空腹時」の服用が望ましいとされ，実際にほとんどの製剤で用法は「食前または食間（※食事と食事の間，つまり食事を終えてから2～3時間後くらいをさす）」に指定されています．これは，「空腹時」に服用したほうが，作用の強いアルカロイドの作用を抑えつつ，作用が穏やかな有機酸の吸収効率を高めることができるからです[5]．ただし，これはあくまで理論上のものであって，実際に「食前」のほうが「食後」よりも有効性や安全性の面ですぐれる，という報告はほとんどありません．「食後」に服用しても効果がゼロになってしまうといったことはないため，「食前」を基本にしつつ，もし飲み忘れが起きてしまった際には「食後」でもよいので，決められた回数を服用する，ということを重視してもらうのが妥当です．

■ 引用文献

1) 各医薬品インタビューフォーム
2) 島田　馨，他：新経口セフェム剤，ME 1207の臨床第一相試験．Chemotherapy 40（S-2）：105-119, 1992
3) Heykants J, et al.：On the pharmacokinetics of domperidone in animals and man. I. Plasma levels of domperidone in rats and dogs. Age related absorption and passage through the blood brain barrier in rats. Eur J Drug Metab Pharmacokinet 6：27-36, 1981
4) タミフルカプセル75「健康成人における単回投与後の薬物動態試験（国内：JP15734）」（2000年12月12日承認，申請資料概要．3-1）
5) 友金幹視：漢方に強くなるワン・ツー・スリー──エキス剤は，お湯に溶かして飲んだほうがよいですか．漢方調剤研究 5：12-13, 1997

（児島悠史）

用法（動態）

3 添付文書で用法が「就寝前」の薬,「夕食後」ではダメか？

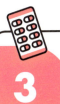

POINT

- 「就寝前」とは寝る30分前〜寝るまで[1]をさす.
- 保険適用上「就寝前」と決められている薬があり，薬剤師からの疑義照会はその理由が多い.
- 年齢・薬によっては，多少血中濃度の挙動がずれても，「飲ませること」のほうが重要な薬は多い.

薬剤師にできること

- その薬における「就寝前」理由の説明ができる.
- 「寝る前」の内服がむずかしい場合，次善策の提案ができる.

仮想症例

キプレス細粒4 mg……1包（一般名：モンテルカストナトリウム）
1日1回　就寝前……30日分

- 2歳, 男児
- 身長 85 cm　体重 12 kg
- 併用薬 なし
- 気管支喘息の治療

Q 相談内容

医師

内服する前に寝てしまうことがしばしばあるとのことで，服薬アドヒアランスが上がらず効果が評価できない.
保険適用は就寝前のみだが，服薬時間を夕食後に変更してもよいか.

📕 用法（動態）

A 薬剤師としての回答

保険適用が「就寝前」のため，変更はできません．
「モンテルカスト」細粒は食後と空腹時で挙動が違い，食後では T_{max} が延長して C_{max} が減少しますが，AUC はほぼ変わりません[2]（表1）．つまり，空腹時内服よりもピークが低く，後ろにずれた，なだらかな曲線になると予測されます．「モンテルカスト」における「就寝前」適応の意図は，早朝の血中濃度を維持したいため[3]なので，血中濃度のピークが後ろにくるぶんには問題ないでしょう．

表1　モンテルカスト細粒 4 mg を単回経口投与したときの薬物動態

	T_{max} (hr)	C_{max} (ng/mL)	$t_{1/2}$ (hr)	AUC0-∞ (ng・hr/mL)
空腹時	1.6	251.6	5.1	1,449.1
食後	5.0	154.2	4.8	1,444.9

〔杏林製薬：Ⅶ．薬物動態に関する項目：(4)食事・併用薬の影響．医薬品（キプレス）インタビューフォーム．34，2024 より作成〕

それを踏まえて，薬剤師側で，寝る直前でなくてもよいことを説明しつつ，夕食後からひと息おいて飲むよう指導します．ただ，どうしても忘れてしまう場合は夕食後の内服でもよいことを含めてフォローしておきます．

回答の根拠

睡眠薬ではないのに「就寝前」と適応が決められている薬で多い理由は，「眠くなるため」です．

抗ヒスタミン薬の例をあげると，眠気の出る『アレロック』は「朝および就寝前の1日2回」ですが，眠気の少ないとされる『アレグラ』では「1日2回経口投与」となっており，服用時点の指示はありません．

ほかに，「食事の影響を与えたくないため」という理由のものもあります．代表的なものに「クアゼパム」（『ドラール』）があり，食後投与では C_{max} および AUC が増大することが知られています．

そして，今回例にあげた「モンテルカスト」のように，「朝に効果をもっていきたい」という理由で就寝前指示とされている薬もあります．同様の理由で就寝前適応とされているものに，便秘薬の「センノシド A・B」（『プルゼニド』）があります．このような理由であれば，「寝る前30分以内」よりも，効かせたい時間から逆算させて飲ませることが重要になってきます．

3 添付文書で用法が「就寝前」の薬,「夕食後」ではダメか?

　実際,日本のインタビューフォームでは,「喘息の症状は早朝に最も悪化することから,早朝の血漿中薬物濃度を高く維持するために就寝前投与とした[3]」とありますが,海外の添付文書では,ざっくりと「evening」となっています[4].また,「Method of administration（投与方法）」の項目からは食事に関係なく投与してよいとされています.

　さらに,5 mg チュアブル錠の海外記載では,「食前1時間もしくは食後2時間空けて」とあり,どちらかというと「食間」の定義にあたります[5].

まとめ

　就寝前の服用がむずかしい子どもであるけれど,適応上内服時点の変更が困難な薬でしたら,その旨の指導を薬剤師に指示してください.

　「就寝前」はおおよそ寝る20〜30分前と解説しているところが多いですが,そもそも内服後30分以内に就寝できるかわかりません.それよりも,なぜ就寝前と設定されたのかを理解し,対応することが重要です.

■ 引用文献

1) 厚生労働省・日本薬剤師会:知っておきたい薬の知識. 2020. https://www.mhlw.go.jp/content/11120000/000666014.pdf（2024/6/19 参照）
2) 杏林製薬:Ⅶ．薬物動態に関する項目:(4) 食事・併用薬の影響. 医薬品（キプレス）インタビューフォーム. 31-32, 2024
3) 杏林製薬:Ⅴ．治療に関する項目:その2. 6歳以上の小児:3. 用法及び用量. 医薬品（キプレス）インタビューフォーム. 22, 2024
4) emc(electronic medicines compendium):Montelukast Sodium 4 mg Oral Granules. https://www.medicines.org.uk/emc/product/3043/smpc（2024/6/19 参照）
5) emc(electronic medicines compendium):Montelukast 5 mg Chewable Tablets. https://www.medicines.org.uk/emc/product/1223/smpc（2024/6/19 参照）

（富野浩充）

用法（動態）

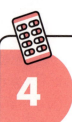

4 薬を飲んだあとに吐いてしまったが，どうすればよいか？

POINT

- "飲み直し"の必要性を判断する際，服薬から「30分」が経っているかどうかが1つのめやす．
- その薬の重要性やリスクの程度よって，"飲み直し"の必要性は大きく変わる．
- 飲み直しを検討する場合，「別の薬」を検討することもできる．

薬剤師にできること

☞ 一般的な回答に加えて，今の状況や薬の性質・目的を踏まえて，個別化した対処法を提案できる．

仮想症例

ゾフルーザ錠 20 mg・・・1錠（一般名：バロキサビル）
1日1回・・・・・・・・・・・・・1日分

- 7歳7か月，男児
- 身長 125.1 cm　体重 26.0 kg
- 併用薬 なし
- インフルエンザの治療

Q 相談内容

医師

7歳の子どものインフルエンザ治療に，1回服用で治療が完了する「バロキサビル」を処方したが，薬を服用したあとに吐いてしまった，と連絡があった．飲み直しのための新しい薬をあらためて処方したほうがよいか，あるいはこのまま様子見でもよいのか，何か参考になる情報はあるだろうか．

4 薬を飲んだあとに吐いてしまったが，どうすればよいか？

A 薬剤師としての回答

　基本的に，服用から30分以内に吐いてしまった場合には，薬が十分に吸収されていないと判断し，薬の"飲み直し"を検討します．一方で，吐いた量が少なかったり，服薬からおよそ30分以上経過していたりする場合には，薬はすでに吸収されている可能性があると判断し，飲み直しはしなくてよいと考えるのが一般的です．ただし，30分以上が経過していても，明らかに薬がそのまま出てきてしまった場合には"飲み直し"を考えたほうがよいかもしれません．

　薬の飲み直しを検討する場合は，「バロキサビル」が"1回飲み切り"で治療できるタイプの薬であることを踏まえて，同じ薬の飲み直しではなく，今度は「オセルタミビル」や「ザナミビル」といったノイラミニダーゼ阻害薬を使うという方法もあります．「バロキサビル」とノイラミニダーゼ阻害薬は併用しても問題ないため，「バロキサビル」の過剰摂取リスクを避けつつ，インフルエンザの治療も両立させていくよい方法になるかと思います．特に悪心のある子どもの場合には，吸入薬はよい選択肢になります．

　ただ，患者がワクチン接種済で持病もない，インフルエンザの重症化リスクも低い子どもであれば，そもそも抗ウイルス薬の必要性は高くありません．発熱して間もないインフルエンザの子どもを家に置いて，あらためて病院・薬局に来てもらうのは大変でリスクもあるので，このまま薬は追加せずに経過観察するのもよいと思います．

回答の根拠

🔵「服用してから30分以上が経過しているかどうか」が1つのめやす

　子どもの薬物治療では，「薬を服用した後に吐いてしまったが，どうすればよいか」という相談を受ける機会が多いですが，これに対する普遍的な"正解"は存在しません．薬を服用してからどのくらいの時間が経っているのか，どのくらいの量を吐いてしまったのか，薬は出てきてしまったのか，その薬は何を目的に使っているのか……といった背景情報によって，適した対応は大きく変わるからです（表1）．

　このとき，めやすとしてよく用いられているのが「服薬から30分以上経過しているかどうか」です．この「30分」という時間は，明確な科学的根拠のあるものではありませんが，一般的に薬が吸収されはじめるのにかかる時間（15〜30分）から考えても，そこまで変な数字ではありません．そのため，国立成育医療研究センターや各都道府県の医師会・薬剤師会，製薬メーカー

🗎 用法（動態）

表1　飲み直しの必要性

飲み直す必要は低くなる	服薬からの時間経過	飲み直す必要は高くなる
30分以上が経過している	服薬からの時間経過	服薬した直後
少量	吐いた量	大量
明らかに含まれない	吐瀉物に薬が含まれるか	錠剤・カプセルが明らかにそのまま出てきた
対症療法	薬の目的	病状のコントロールや根本治療のための薬
定期的にきちんと服薬できている薬	その薬の服薬状況	今回初めて服用する薬

表2　"飲み直し"を検討する際のめやすとして例示している時間の例

記載時間	掲載資料（すべてWeb上）
10分	磐田市立総合病院「小児への薬の飲ませ方の工夫と注意点」
30分	国立成育医療研究センター「お薬Q&A」 千葉県医師会「乳幼児への薬の飲ませ方」 三重県薬剤師会「子供が薬を吐いてしまったら」 静岡てんかん・神経医療センター「薬物治療こんなときどうする？」 アルフレッサファーマ株式会社「てんかんネット：Q&A暮らしサポート」
30〜60分	島根県薬剤師会「おくすりQ&A：子どもの薬」 鳥取県薬剤師会「お薬についてのQ&A」

等のWebサイトでもこの「30分」を1つのめやすにしているところが多いようです．薬物治療の重要性が高い「てんかん」の薬についてもめやすは「30分」になっているため，基本的にはこれを参考にするのが妥当と考えられます（表2）．

　ただし，30分以上が経過していても，薬が錠剤やカプセルの形のまま出てきてしまった場合などは，飲み直しの必要はないとは一概にいえません．時間は，あくまでさまざまある判断基準のうちの1つでしかない，ということには注意が必要です．

💊 "飲み直し"は，薬の重要性やリスクも踏まえて考える

　吐いてしまった薬が「その子どもにとってどのくらい重要な薬なのか」も，飲み直しの必要性を検討する際に重要な判断材料になります．たとえば，「抗てんかん薬」のように病状のコントロールに重要な薬の場合は，なるべく"吐いてしまった影響"をリカバリーできるよう，丁寧に対応を考える必要があります．必要だった飲み直しをしなければ病状コントロールの悪化，不要だった飲み直しをすると過剰摂取による副作用と，どちらにしても不利益が大きいからです．

　一方で，風邪の対症療法に処方された「咳止め」や「去痰薬」，「熱さまし」のような薬であれば，"どちらでもよい"ようなケースも多いと考えられます．もしきちんと吸収されていなかったところで，療養にはそこまで大きく影響はしませんし，逆に多少過剰摂取になったとしても大きなリスクにはつながらないからです．

　こうした点を踏まえると，インフルエンザ治療における「バロキサビル」は，対症療法にしかならない薬というわけでもなく，かといって治療に必須な薬というわけでもない，微妙なところ

表3 インフルエンザがハイリスクになる子どもの例

5歳未満（特に2歳未満）
長期でアスピリンを服用している
心不全・不整脈，喘息などの疾患がある
腎障害・肝障害がある
免疫不全，ステロイド服用中
入院中である
ワクチンを接種していない

かと思います．"飲み直し"の必要性は，その子どもがインフルエンザのハイリスク群[1]かどうか（表3）などの背景情報によっても変わるため，より詳しい情報収集が必要になります．

💊 飲み直しを"別の薬"で行うという選択肢

「バロキサビル」は，"1回の服用"だけでインフルエンザの治療が完了する薬です．これは，半減期が102時間と非常に長く[2]，有効成分が血液中に長時間残ることによって得られる性能（図1）ですが，この特徴は過剰摂取になってしまった場合に"影響がかなり長く続いてしまう"というデメリットにもなります．そのため，"飲み直し"にはやや躊躇する要素をもつ薬といえます．一方で，「バロキサビル」は"1回"しか飲まない薬なので，その1回分をもし全部吐いてしまっていた場合，薬の効果は全く期待できないことになります．そういった意味では，"飲み直し"を検討したい要素をもつ薬でもあります．

ここで一度考えたいのが，もし飲み直しをするのであれば，同じ「バロキサビル」ではなく"別の抗ウイルス薬"を選んでもよい，という点です．インフルエンザ治療が目的であれば，「バロキサビル」の他にも「オセルタミビル」や「ザナミビル」といったノイラミニダーゼ阻害薬があり，必ずしも「バロキサビル」でなくてもよいからです．むしろ，重症化抑制のエビデンスは「オセルタミビル」のほうが豊富で推奨度も高い[3]ほか，嘔吐のある子どもには「ザナミビル」などの吸入薬のほうが適している可能性があります．幸い，キャップ依存性エンドヌクレアーゼ

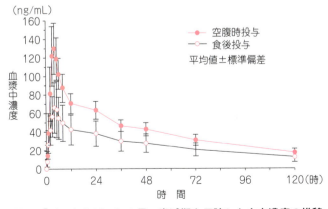

図1 「バロキサビル」の長い半減期を反映した血中濃度の推移
〔添付文書〕

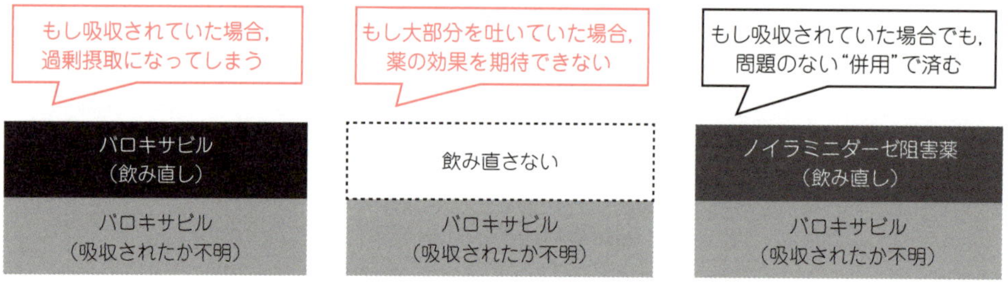

🔖 用法（動態）

もし吸収されていた場合，過剰摂取になってしまう	もし大部分を吐いていた場合，薬の効果を期待できない	もし吸収されていた場合でも，問題のない"併用"で済む
バロキサビル（飲み直し）	飲み直さない	ノイラミニダーゼ阻害薬（飲み直し）
バロキサビル（吸収されたか不明）	バロキサビル（吸収されたか不明）	バロキサビル（吸収されたか不明）

図2　飲み直しにどの薬を選ぶか

阻害薬である「バロキサビル」と，ノイラミニダーゼ阻害薬である「オセルタミビル」や「ザナミビル」は，特に併用できない組合せではないため，もし"吐く前に「バロキサビル」は十分に吸収されていた"としてもあまり問題にはなりません（図2）．「バロキサビル」の吸収状況にかかわらず，治療と安全性を両立させたよい選択肢になります．

💊 "飲み直し"はしない，という選択肢

　インフルエンザに対して早期に抗ウイルス薬を投与することは，重症化リスクの抑制に有益とされていますが，普段は健康で元気な子どもにとっては自然軽快することがほとんどのため，抗ウイルス薬の投与は必須というわけではありません[3]．確かに，罹病期間を24～36時間ほど短くしてくれる効果も期待できます[4]が，抗ウイルス薬を使わなくても療養は十分に可能だ，ということです．

　インフルエンザで嘔吐もしている子どもを家に置いて，あらためて"飲み直し"の薬をもらいに病院・薬局を訪れなければならないような事態は，あまり望ましいものではありません．特に，インフルエンザに伴う異常行動の70％は発熱から2日以内に起こるとされている[5]ため，必須でもない薬をもらうために，注意が必要な時期に子どもから目を離すことは，むしろデメリットやリスクのほうが圧倒的に大きい可能性もあります．"飲み直し"はしない，という選択肢も視野に入れて考える必要があります．

🔖 まとめ

　「飲んだ薬を吐いてしまった」という相談を受けたときは，保護者はかなり強い心配と不安のなかにいるということを前提に対応を考える必要があります．通常，特殊な事情のある子どもでなければ，風邪やインフルエンザ，アレルギー症状などで処方された薬は1回や2回飲めなくても，それほど影響はありません．むしろ，あわてて薬の飲み直しをさせようとしてその薬もまた吐いてしまったり，あるいは不用意に飲み直しをして薬の過剰摂取になってしまったり，といった事態になることのほうがデメリットは大きいため，"飲み直し"はよほどのことがない限りしなくてもよい，と安心してもらうようなお話で対応するのが基本になると考えられます．

一方で，状況によっては"飲み直し"をすることもありますが，その場合も少し嘔吐の症状が落ち着いてきてから行ったほうが無難です．不安に駆られた保護者のなかには，「今すぐに薬の飲み直しをさせなければならない」と思い込んでしまっているケースもあるため，ひとこと声をかけてあげることが重要です．

+αのコラム

「嘔吐の症状がある」ことは医師にも情報共有を

子どものインフルエンザでは，嘔吐の症状は致命的なインフルエンザ脳症を伴う症例に多かった[6]という報告もあるなど，「薬を吐いてしまったこと」よりも「嘔吐の症状があること」のほうが重要な問題である可能性もあります．けいれんが長時間続いたり，左右でバラバラなけいれんが起きたり，といった脳症を疑う症状を伴っていないかなども，注意して情報収集したうえで，その情報は主治医まで共有するように保護者に伝えてください．

■ 引用文献

1) CDC：People at high risk of developing flu-related complications. 2009　https://archive.cdc.gov/#/details?url=https://www.cdc.gov/h1n1flu/highrisk.htm（2024/6/3 参照）
2) 塩野義製薬：ゾフルーザ錠　添付文書　https://med.shionogi.co.jp/products/medicine/xofluza/packageinsert_pdf.html（2024/6/3 参照）
3) 日本小児科学会：2023/24 シーズンのインフルエンザ治療・予防指針．2023　https://www.jpeds.or.jp/uploads/files/20231122_influenza.pdf
4) Wang K, et al.：Neuraminidase inhibitors for preventing and treating influenza in children (published trials only). Cochrane Database Syst Rev 4：CD002744, 2012
5) Takeuchi S, et al.：Oseltamivir phosphate-Lifting the restriction on its use to treat teenagers with influenza in Japan. Pharmacoepidemiol Drug Saf 28：434-436, 2019
6) Okuno H, et al.：Characteristics and Outcomes of Influenza-Associated Encephalopathy Cases Among Children and Adults in Japan, 2010-2015. Clin Infect Dis 66：1831-1837, 2018

（児島悠史）

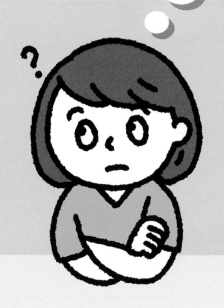

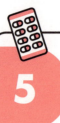

用法（工夫）

5 薬をなかなか飲んでくれないとき，どうすればよいか？（1歳未満）

POINT

- 6か月未満の子どもは，口の中に薬が入りさえすれば，だいたいそのまま飲んでくれる．
- 「ドライシロップ剤」は少量の水にもよく溶けるため，スポイトを使って口に流し込むことができる．
- 「顆粒剤」や「細粒剤」の場合は，水でペースト状にして，頬や上顎に塗りつける，という方法が有効．

薬剤師にできること

☞ この時期の子どもの習性や薬の製剤特性などを踏まえて，適した服用方法を提案できる．

仮想症例

【般】オセルタミビル　ドライシロップ3% … 1.3 g
　　　1日2回　朝夕食後……………… 5日分

- 0歳5か月，男児
- 身長 63.1 cm　体重 6.6 kg
- 併用薬 なし
- インフルエンザの治療

Q 相談内容

看護師

　5か月の子どもにドライシロップ剤が処方されたが，保護者より薬の上手な飲ませ方について相談をされた．水によく溶ける薬であることは説明したが，それで十分だっただろうか．何かこのくらいの小さな子どもが"上手に薬を飲める方法"があれば，教えてもらいたい．

5 薬をなかなか飲んでくれないとき，どうすればよいか？（1歳未満）

薬剤師としての回答

　このくらいの年齢の乳幼児であれば，口に薬が入りさえすればすんなりと飲み込んでくれることも多いです．「ドライシロップ剤」は水によく溶けますので，水に溶かしたうえで，「スポイト」を使って少しずつ，飲み込める量とペースで口に流し込んでもらうのがよいと思います．もし「スポイト」がない場合は，少量の水で薬をペースト状にして，指で頬の内側や上顎に塗りつけてもらえれば，そのまま飲み込んでくれるはずです．

　この薬には少し独特の風味があるので，「スポイト」を使う場合も，ペーストにする場合も，薬が舌に直接触れないようにするのがポイントです．

回答の根拠

「ドライシロップ剤」は，水に溶かすと液剤になる

　いわゆる"粉薬"には，「散剤」「細粒剤」「顆粒剤」「ドライシロップ剤」があります（表1）．このうち，「散剤」や「細粒剤」「顆粒剤」は，粒子の大きさによって区別されていますが，基本的にいずれも水にはあまりきれいに溶けません．混ぜても時間が経つと薬が底に沈殿してきてしまうため，水と混ぜた場合は，よく撹拌した状態で服用する必要があります．

　一方，「ドライシロップ剤」は見た目こそ粉薬ですが，そもそも水などに溶かして服用する前提で設計された剤形です[1]．少量の水にもよく溶けるため，混ぜる際の水の量が多くなったり，薬がコップの底で沈殿したり，といったことも起こりにくいほか，水に溶かした後も甘い風味がよく維持されるなど，非常に服用しやすい剤形であるとともに，水に溶かすまでは体積も小さく，冷所保管が必要でないなど，保存性や携行性にもすぐれた剤形です．「オセルタミビル」の小児用製剤もこの「ドライシロップ剤」のため，粉のまま服用することも，必要に応じて水に溶かし

表1 "粉薬"の剤形の基本的な違い

剤　形	特　徴	代表的な薬
散剤	18号（850 μm）ふるいを全量通過し，30号（500 μm）ふるいに残留するものが全量の5%以下	アスペリン，ビオフェルミンR
細粒剤	18号（850 μm）ふるいを全量通過し，30号（500 μm）ふるいに残留するものが全量の10%以下	ケフラール，ジスロマック，ワイドシリン
顆粒剤	「細粒」よりも粒子径が大きいもの	ミノマイシン，メプチン，アジルバ，アレロック
ドライシロップ剤	粉末状の製剤に水を加えてシロップ剤として用いるもの	クラバモックス，タミフル，ホスミシン，クラリス，オノン，ムコダイン，ムコソルバン

🍼 用法（工夫）

てシロップ剤として服用することも，どちらでも可能です．

💊 1歳未満の子どもでは，"口に入ったもの"は何でも飲み込もうとする習性を利用する

　1歳未満，特にまだ離乳食もはじまっていない6か月未満の子どもの場合，本能で口に入ったものは何でも飲み込もうとします．そのため，小さな玩具や部品などを誤飲してしまうリスクも高い時期ではありますが，逆にいえば"薬を口に入れてさえしまえば飲んでくれる"ということでもあります．また，味覚もまだそこまで繊細には発達しきっていないため，よほど強烈な味でもなければ吐き出してしまうこともそれほどありません（誤飲防止のために強烈な苦味をつけた玩具があるのはこのためです）．そのため，この時期の子どもは比較的素直に薬を飲んでくれることが多い傾向にあります．

　ただし，口の中に「粉」をそのまま放り込むとむせてしまうため，粉状の薬であっても水に溶かして服用してもらうほうが安全です．また，水に溶かして服用する際にも，まだ口腔が小さく嚥下能力も弱いため，「スポイト」などを使って少しずつ口の中，できれば舌を避けて頬の内側あたりに流し込んでいくのがよいと考えられます（図1）．「スポイト」を使っていても，あわてて多くの液体を口に流し込むと誤嚥してしまったり，びっくりして吐き出してしまったりする可能性があるため，ゆっくりと行うことが大切です．

💊 少量の水でペースト状にする，という方法もある

　「スポイト」で飲ませる方法が万能かというと，そうでもありません．というのも，前述の「ドライシロップ剤」であれば比較的よく水に溶けるのですが，「細粒剤」や「顆粒剤」などの場合は水にきれいには溶けないため，薬が沈殿してスポイトの中にたくさん残ってしまう，という事態が起こるからです．

　こういった場合は，薬をごく少量の水で溶いてペースト状にし，指で頬の内側や上顎に塗りつける（図1），という方法が便利です．このとき，水の量が少なすぎると粉がまとまらず，かといって水の量が多すぎると水っぽくなってペーストとしては扱えなくなってしまうため，"適量

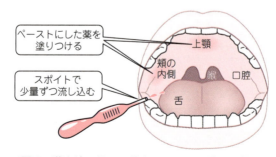

図1　薬を流し込む，塗りつけるのに適した場所

表2 「粉薬1g」をちょうどよいペースト状にするのに適した水の量

適した水の量	該当する製剤
0.1 mL	ドライシロップ：アイピーディ
0.2 mL	ドライシロップ：エリスロシン，メプチン
	細粒：ケフラール，ジスロマック，セフゾン
	顆粒：ミノマイシン，メプチン
	散：アスベリン
0.3 mL	ドライシロップ：クラリス，バナン，オノン，ムコダイン
	細粒：トミロン
0.4 mL	ドライシロップ：クラバモックス，テオドール
	細粒：フロモックス，メイアクト，ワイドシリン
0.5 mL	細粒：ミヤBM，ムコダイン
0.6 mL	ドライシロップ：ホスミシン
	微粒：ラックビー

〔山本佳久，他：乳幼児の散剤服用法についての検討―少量の水で練る場合の至適水分量について―．医療薬学 31：625-631，2005〕

の水"で練る必要がありますが，この"適量の水"とは一般的に粉薬1.0gに対して0.2〜0.4 mL程度の水とされています[2]．ただし，製剤によって適量は大きく異なる（表2）ほか，同じ有効成分の薬であっても先発医薬品・後発医薬品の違い，あるいは同じ後発医薬品でもメーカーの違いによって変わる可能性もあります．0.1〜0.2 mLほど水の量が増えただけでも，ほとんど液体のようになってしまうこともあるため，ペーストを作る際は，水を1滴ずつ加えながら，様子をみながら練るようにします〔☞付録の p.192 参照〕．

また，マクロライド系抗菌薬のドライシロップ剤には薬の苦味を隠すためのコーティング加工がされていますが，水に溶かして時間が経過するとこのコーティングが剥がれてくる〔☞No.6（p.29-33）〕ため，口の中に入れた際に強い苦みを感じることがあります．水と混ぜた薬はなるべく早く服用させるようにしてください．

まとめ

1歳未満の子どもの服薬は，他の年齢層の子どもの服薬に比べれば相対的に簡単な傾向にあるとはいえ，大変なことに変わりはありません．特に，"はじめての子育て"に挑む保護者の方にとってはわからないことだらけです．ただでさえ子どもの体調が悪くて心配なところに，服薬の不安まで重なると過酷なので，せめて薬は負担なく飲ませられるように支援することが大切です．

この時期の子どもは，"口に入ったものは何でも飲み込む"という習性を利用して，水に溶かしてスポイトで少しずつ流し込む，水に溶いてペースト状にして頬の内側や上顎に塗りつける，といった方法が有効です．いずれもお金や手間をあまりかけずにできる便利な工夫といえますが，たとえば「ドライシロップ剤」以外の薬をスポイトに入れると薬が残ってしまうことがある，

🧴 **用法（工夫）**

ちょうどよいペースト状になる水の量が薬によって大きく異なるため調製がむずかしいなど，これらの工夫を行う際にはちょっとしたコツが必要です．もしわからないことがあれば，ぜひ薬剤師に相談していただければと思います．

+αのコラム

1歳未満の子どもに，「果物ジュース」と混ぜる服薬方法は適切か

　薬を「果物ジュース」と混ぜて服用する，という方法は子どもの服薬でよく行われる工夫ですが，これはおよそ1歳以上の子どもに限った話です．一般的に「果物ジュース」は糖分量が多く，またむし歯のリスクにもつながることから，1歳未満の子どもには摂取させないように注意喚起しているガイドラインもあるほどです[3]．子どもの薬＝ジュースと混ぜる，という思い込みだけで対応すると，意図せず不健康な提案をしてしまうことになるため気をつけてください．

　また，「おくすり飲めたね®（龍角散）」等の服薬補助ゼリーも，基本的に使用年齢は生後7～8か月頃からとされており，6か月未満の子どもには使えない[4]，ということにも注意が必要です．

■ 引用文献

1) 厚生労働省：第十八改正日本薬局方-製剤総則.
2) 山本佳久, 他：乳幼児の散剤服用法についての検討―少量の水で練る場合の至適水分量について―. 医療薬学 31：625-631, 2005
3) Heyman MB, et al.：Fruit Juice in Infants, Children, and Adolescents：Current Recommendations. Pediatrics 139：e20170967, 2017
4) 龍角散：おくすり飲めたねシリーズについてのよくあるご質問 https://www.ryukakusan.co.jp/faq/detail/okusurinometane/jp（2024/5/29 参照）

（児島悠史）

用法（工夫）

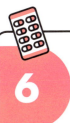

6 薬をなかなか飲んでくれないとき，どうすればよいか？（1～3歳）

POINT

- 1～3歳の子どもは，最も服薬に困難を伴う時期．
- 薬をジュースや食品と混ぜるのが効果的だが，組合せの相性は千差万別．
- きちんと薬を飲めたときは，おおげさにほめてその行動を強化する．

薬剤師にできること

☞ その薬と相性のよいジュースや食品を具体的に例示するなど，服薬の負担を減らす方法を提案できる．

仮想症例

クラバモックス小児用配合ドライシロップ … 2.0 g
（一般名：アモキシシリン水和物・クラブラン酸カリウム）
1日2回　朝夕食直前 ……………………… 3日分

- 2歳6か月，男児
- 身長 88.8 cm　体重 13.0 kg
- 併用薬 なし
- 中耳炎の治療

Q 相談内容

医師

　中耳炎の治療に『クラバモックス小児用配合ドライシロップ』を使いたいが，以前からこの薬はちょっと苦手な様子．今回も薬を見るなり「いや」といわれてしまい，どうしたものかと相談を受けた．たとえばこの薬はどんなジュースと混ぜると飲みやすくなるのか，何かよい"飲ませ方"があれば教えてほしい．

用法（工夫）

A 薬剤師としての回答

『クラバモックス小児用配合ドライシロップ』が以前から苦手とのことですが，この薬はかなりきめ細かい粉のため，粉のまま服用するのはちょっと大変かもしれません．もし粉のまま服用させようとしている場合は，まずは水に溶かして服用するのを試してもらうのがよいかと思います．

薬には甘い風味がつけられていますが，この風味が苦手な場合は，ジュース等と混ぜることもできます．この『クラバモックス小児用配合ドライシロップ』であれば，「オレンジジュース」「ヨーグルト」「チョコレートのアイスクリーム」と混ぜると特に飲みやすくなるようです．「プリン」や「バニラのアイスクリーム」も選択肢になります．一方で，「りんごジュース」や「ミルク」，「乳酸菌飲料」と混ぜると飲みづらくなるので，これらは避けてもらうのがよいと思います．

回答の根拠

薬をジュースや食品と混ぜて飲んでもよいのか？

1～3歳頃になると，味覚の発達や自我の芽生えに合わせて，大人から指示された「服薬」をとにかく嫌がるようになります．かといって，まだ服薬の意義をしっかりとは理解できないことも多いため，あの手この手を使って薬を飲んでもらうように工夫しなければなりません．そこで効果的なのが，薬をジュースや食品と混ぜて服用する，という方法です．基本的に，薬はすべて「水」で服用することを前提に設計されているため，不用意にジュースや食品と混ぜるとその効果や安定性などに影響することがありますが，治療上の問題が生じないと判断できる組合せのものについては，どうしても服薬を嫌がる子どもに対する"切り札"として用いることができます．

『クラバモックス小児用配合ドライシロップ』も，もともと製剤そのものにストロベリーの風味がつけられている[1]ため，特に苦くてまずい薬というわけではありません．そのため，水で服用するのが基本にはなりますが，その風味が苦手な場合にはジュースや食品と混ぜて服用することを考えます．なお，『クラバモックス小児用配合ドライシロップ』が苦手と相談された際，ときどき"粉のまま服用するのが苦手"なだけのケースもあります．この薬はドライシロップ剤のなかでもかなり粒子がきめ細かいため，粉のまま服用しようとするとむせることがよくあります．まずは水に溶かして服用する方法を提案してみてください．

相性のよいジュースや食品の組合せは，薬によって異なる

『クラバモックス小児用配合ドライシロップ』をジュースや食品と混ぜて服用する場合，特に

表1　おもな小児用の粉薬と，ジュース・食品との組合せ（各メーカー資料による）

	飲みやすくなる薬	飲みづらくなる薬
オレンジジュース	クラバモックス，サワシリン	クラリス，ジスロマック
りんごジュース	サワシリン，オゼックス	クラバモックス，タミフル
スポーツドリンク	タミフル	クラリス，オゼックス
バニラのアイスクリーム	クラリス，ジスロマック	タミフル

飲みやすくなるものとして「オレンジジュース」「ヨーグルト」「チョコレートのアイスクリーム」，比較的飲みやすくなるものとして「プリン」「バニラのアイスクリーム」があげられています[2]．一方，「りんごジュース」「ミルク」「乳酸菌飲料」は逆に飲みづらくなるとされている[2]ため，これらのジュースや食品は避けたほうが無難です．

　ここで注意が必要なのは，この相性はあくまで『クラバモックス小児用配合ドライシロップ』の話であって，薬が変われば飲みやすくなるもの・飲みづらくなるものも全く異なる，という点です．たとえば，『クラバモックス小児用配合ドライシロップ』では"特に飲みやすくなる"と非常に相性のよい「オレンジジュース」ですが，マクロライド系抗菌薬の『クラリスドライシロップ』と混ぜると，薬に施された製剤工夫がダメになって非常に強い苦みが現れるようになるため，避ける必要があります〔☞ No.5（p.24-28）〕．逆に，『クラバモックス小児用配合ドライシロップ』とは相性の悪い「りんごジュース」ですが，ペニシリン系抗菌薬の『サワシリン細粒』やニューキノロン系抗菌薬の『オゼックス細粒』などとは相性がよく，飲みやすくなるとされています（表1）．

　なお，一般的に「甘味が強い」「脂質が多い」「粘度が高い」「冷たい」「芳香がある」「カルシウムが豊富」なものは，薬の苦味をうまく抑制するとされています[3]．そのため，「練乳」や「バニラのアイスクリーム」は子どもの服薬補助においてよく用いられますが，「バニラのアイスクリーム」はインフルエンザ治療に用いる『タミフルドライシロップ』と相性が悪く，混ぜるとかえって飲みづらくなってしまうことが知られています．

　このように，薬によって相性のよいジュースや食品は千差万別で，"前回の薬"が飲みやすくなったジュース・食品だからといって，それが"今回の薬"とも相性がよいとは限りません．どのジュースや食品と混ぜると飲みやすくなるのかは，薬ごとに確認するようにしてください．

　なお，薬をジュースや食品と混ぜる際には，飲みきれる量・食べきれる量のものと混ぜることが大切です〔☞付録の p.192 参照〕．コップにたっぷり1杯注いだジュースに薬を混ぜてしまうと，そのジュースをすべて飲み切らなければ必要量の薬を飲んだことにならないからです．また，ジュースや食品と混ぜ合わせた薬は安定性が悪く，味の変化なども起こりやすいため，服用の直前に1回分ずつ混ぜ合わせるようお願いします．

💊 1歳未満の子どもに「ハチミツ」を使うのは避ける

　「ハチミツ」も，子どもの服薬補助によく用いられます．「ハチミツ」は甘くて粘度が高いため

用法（工夫）

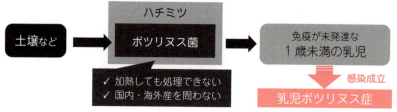

図1　ハチミツと乳児ボツリヌス症

に薬の苦味をうまく隠してくれるだけでなく，咳の症状や粘膜の炎症などに対しても有効だというメリットもある[4,5]ため，風邪で咳をしていたり，口や喉に炎症が起きたりしている際には"一石二鳥"のアイテムとして用いることができます．

ただし，「ハチミツ」は1歳未満の子どもには"禁忌"で[6,7]，1歳以上でも大きくお腹の調子を崩している際等には注意が必要です．これは，「ハチミツ」には土壌中のボツリヌス菌が混入していることがあり，腸内免疫が十分に発達していない乳幼児では感染が成立し，乳児ボツリヌス症を起こすおそれがある[8]からです．ときおり「国産のハチミツであれば大丈夫」「加熱処理すれば安全」という言説が出回ることがありますが，これは誤りです．ボツリヌス菌は普遍的に存在する菌のため，国内産・海外産を問わず一定の確率で存在しています[9]し，芽胞を形成するため熱に極めて強く，通常の調理方法で死滅することはないという点に気をつけてください（図1）．

なお，乳児ボツリヌス症は1986年6月にはじめて確認された症例のため，それ以前に子育てをした世代ではこのリスクに関する情報に触れていない可能性があります．祖父母世代がうっかり用いないよう注意喚起が必要です．

"薬嫌い"を避けるための，もうひと押し

前述の通り，薬はそもそも「水」で服用するのが基本のため，最終的には大人と同じように自力で，「水」だけで薬を服用できることを目指してもらう必要があります．そのためには，自ら率先して薬を飲んでもらえるようにうまく誘導していく必要がありますが，それに効果的なのが，薬を飲めたときには"おおげさ"なくらいほめてあげることです．これは保護者だけでなく，医療従事者が行うことにも大きな意味がありますので，「薬を飲めた」ことを確認できた際は，ぜひ"おおげさ"なくらいほめてあげてください．

まとめ

1〜3歳の子どもは，最も服薬に苦労する時期です．対症療法の薬であれば，多少は飲めなくても大きく困ることはありませんが，抗菌薬や抗ウイルス薬などは規定の量と回数を守ってしっかり服用してもらうことが重要です．このとき意識したいのが，子どもの服薬アドヒアランスは，その風味に大きく影響される[8]という点です．なかなか薬を飲んでくれない場合には，風味を整

えて飲みやすくするように，薬をジュースや食品と混ぜることも検討する必要があります．ただし，何と混ぜれば飲みやすくなるかは薬によって大きく異なります．"前の薬を飲みやすくした"ものが，"今回の薬をより飲みづらくさせる"こともよくあるため，薬ごとに相性を確認することが大切です．子どもの薬物治療に携わる薬剤師のなかには，薬の味や相性のよいジュース・食品に詳しい人が必ずいます（自らいろいろと味見をして飲みやすい組合せを探している薬局などもあります）ので，見つけたら頼りにしていただければと思います．

また，3歳頃からは"自分から薬を飲めるようになってもらう"ことを目指す必要も出てきます．薬をきちんと飲めた際はしっかりそのことをほめて，その行動を強化していけるようなかかわり方をしてあげてください．

+αのコラム

「牛乳」と混ぜることの是非

薬によっては，「牛乳（ミルク）」と混ぜることで飲みやすくなるものもありますが，この方法には注意が必要です．「牛乳（ミルク）」に"薬の混ざった嫌な飲み物"という印象を強く与えてしまうと，薬だけでなく「牛乳（ミルク）」そのものも嫌いになってしまう恐れがあります．「牛乳（ミルク）」はカルシウムなどの重要な栄養が豊富に含まれる食品のため，嫌いになってしまうと今後の成長において大きなデメリットになってしまいます．"おいしく飲めている"場合は問題ありませんが，特に服薬を嫌がる子どもの場合には，「牛乳（ミルク）」と混ぜるのは避けておいたほうが無難です．

■ 引用文献

1) グラクソ・スミスクライン：クラバモックス小児用配合ドライシロップ　インタビューフォーム．
2) グラクソ・スミスクライン：クラバモックス小児用配合ドライシロップ　患者向け資料．
3) 高木彰紀，他：電子味覚システムとヒト官能試験によるクリンダマイシンの苦味抑制飲食物の探索．医療薬学 43：492-501，2017
4) Oduwole O, et al.：Honey for acute cough in children. Cochrane Database Syst Rev 4：CD007094, 2018
5) Palma-Morales M, et al.：A Comprehensive Review of the Effect of Honey on Human Health. Nutrients 15：3056, 2023
6) Vogelberg C, et al.：Therapeutic principles and unmet needs in the treatment of cough in pediatric patients：review and expert survey. BMC Pediatr 23：34, 2023
7) 厚生労働省：ハチミツを与えるのは1歳を過ぎてから．
8) 岩井直一：服用性．小児科診療 63：1692-1704，2000
9) 内村眞佐子，他：乳児ボツリヌス症の原因食品に関する調査　ハイミツのボツリヌス菌汚染について．千葉衛研報告 11：39-41，1987

（児島悠史）

用法（工夫）

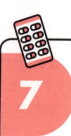

7 薬をなかなか飲んでくれないとき，どうすればよいか？（4～7歳）

POINT

- ジュースや食品と混ぜることが，必ずしも正解とは限らない．
- 4歳頃になると，服薬の"意義"を理解できるようになってくる．
- 「粉薬」から「錠剤」に切り換えたほうが，飲みやすいこともある．

薬剤師にできること

☞ 年齢に応じた服薬の声がけのほか，場合によっては大人と同じ「錠剤」への切り換えも提案できる．

仮想症例

【般】クラリスロマイシン DS 小児用 10％ … 3.0 g
　　　1日2回　朝夕食後 ………………… 5日分

- 6歳0か月，女児
- 身長 113.5 cm　体重 20.0 kg
- 併用薬 なし
- 気管支炎の治療

Q 相談内容

医師

6歳の子どもに「クラリスロマイシン」を使いたいが，数年前にこの薬を処方された際は飲ませるのが大変だったとのことで，保護者はあまりよくない印象を抱いている様子．もう大きくなっているので飲めないことはないと思うのだが，より飲みやすくするために何かよいアイデアはあるだろうか．

7 薬をなかなか飲んでくれないとき，どうすればよいか？（4～7歳）

薬剤師としての回答

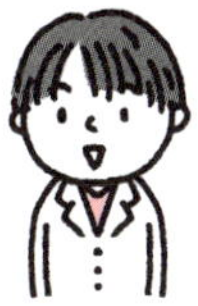

「クラリスロマイシン」の粉薬はどれも甘いコーティングがされているので，基本的にはそんなに飲みづらい薬ではありませんが，オレンジジュースのような酸性飲料と混ぜたり，水と混ぜてしばらく放置していたり，あるいは口の中に薬の粒が残ったままになったりしていると，このコーティングが剥がれて強い苦味が現れることがあります．こうした"飲みづらくなる"ような飲ませ方をしてしまっていた場合には，それを避けてもらうだけでも飲みやすくなる可能性があります．そのため，まずは前回どんな飲ませ方をしていたか，何と混ぜていたか，混ぜた後はすぐに服用したか，服用した後に口の中に薬が残っていなかったか等，確認させてもらえればと思います．

また，「クラリスロマイシン」には小児用の錠剤もあります（図1）．苦味をほとんど感じないだけでなく，非常に小さく飲みやすい形状なので，錠剤の方がむしろ飲みやすい，ということもあるかもしれません．"大人と同じ薬"にもし興味をもってもらえれば，ドライシロップ剤から錠剤への切り換えも検討してみてよいと思います．

図1　クラリスロマイシンには「小児用の錠剤」もある
〔添付文書より抜粋〕

回答の根拠

マクロライド系抗菌薬の苦味を抑制する製剤工夫と，適した服薬方法

「クラリスロマイシン」には，マクロライド系の薬に特有の極めて強い苦味があります[1]．そのため小児用のドライシロップ剤では，この苦味を封じ込めるために「マトリックス構造」と「水酸化ナトリウムの添加」という二重の製剤工夫が施されており，口腔内のような中性環境下では薬が溶け出さないように設計されています．しかし，酸性条件下になると薬が溶け出すため，酸性飲料と混合した場合には1分以内に苦味が現れることになります[2]．このことから，「クラ

用法（工夫）

表1　おもな飲料のpH

pH	代表的な飲料
2～3付近	コーラ，炭酸レモン飲料
3～4付近	果実ジュース，スポーツドリンク
4～5付近	野菜ジュース，乳酸菌飲料
6付近	水，お茶，牛乳，コーヒー

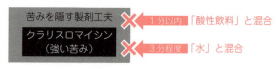

図2　クラリスロマイシンのドライシロップ剤と苦味

リスロマイシン」のドライシロップ剤は，「オレンジジュース」や「スポーツドリンク」，「乳酸菌飲料」のような酸性飲料と混ぜることは避けてください……といろいろな書籍等に記載されていますが，そもそも世のなかの飲料のうち，水やお茶，牛乳〔☞ No.6 コラム（p.33）〕，コーヒーを除けば基本的にほとんどの飲料が酸性であるという点には注意が必要です（表1）．

また，「クラリスロマイシン」のドライシロップ剤は，水と触れ続けていると薬が徐々に溶け出すようになっています．そのため，水などの中性飲料であっても，溶かしてから3分以上が経過すると苦みを感じるようになります[2]．子どもの服薬が大変だからと早めに薬を水に溶かしていたり，あるいは子どもが嫌がって服薬に手間取ったりしていると，どんどん薬は苦くなってしまうことになります．そのため，水に溶かすのは実際に薬を服用する直前にし，水に溶かした薬はなるべく早く，3分以内をめやすに服用することが重要です（図2）．

ここで見落としがちなのが，"口の中に薬が残ってしまう"ケースです．薬を服用した後に口の中に薬の粒が残っていると，この粒からも苦い薬が溶け出してきますが，「クラリスロマイシン」の苦味は強いためこの数粒程度でも十分に苦味を感じます．「クラリスロマイシン」を服用した後は，口の中に薬の粒が残らないよう，水をもう1口飲んで口の中をすすぐことをお勧めします．

なお，こうした苦味の強い「クラリスロマイシン」では服薬拒否がよく起こりますが，この服薬拒否は臨床試験時において1%未満に抑えられていたことから，上記のような服薬方法をいかに丁寧に説明するか，が服薬アドヒアランスと強く関連するといえます[3]．

💊 4歳頃からは，服薬の"意義"を少しずつ理解できるようになってくる

4歳頃になると，大人の話もある程度は把握できるようになってくるため，「なぜ薬を飲む必要があるのか？」という服薬の意義にも理解を示しはじめます．そのため保護者だけでなく，子ども本人にも薬の説明を行い，自ら積極的に治療に臨んでもらうように働きかけることが重要になってきます．もしそこで服薬の意義をしっかりと理解してもらえれば，多少は苦く飲みづらい薬であっても，頑張って服用してくれるからです．元気になってまた友だちと遊ぶため，病気を治すため，身体にいる悪いばい菌をやっつけるため……子どもにも理解してもらいやすいような説明方法を用意しておきましょう．

なお4歳以上の子どもの場合，処方された薬が"はじめての薬"ではないケースも多いですが，以前に服薬に失敗した経験があると，保護者も子どももその経験を強く記憶しているために，今

回の服薬にも苦労する傾向があります．一般的には問題なく服用できるはずの年齢なのに飲みづらいという訴えがある場合には，その背景に何らかの事情がある可能性も考慮し，これまでと同様に"ジュースや食品と混ぜる"という工夫も並行して行ってください．「クラリスロマイシン」であれば「バニラのアイスクリーム」などがよい選択肢になります〔☞No.6（p.29-33）〕．

「錠剤」のほうが服用しやすいこともある

　一般的に，子どもの場合は「錠剤」よりも「粉薬」のほうが服用しやすい傾向にありますが，たとえば「クラリスロマイシン」の服薬を嫌がる原因が"苦味"の場合，思い切って「錠剤」に切り換えてしまったほうがよいこともあります．「クラリスロマイシン」の小児用製剤には「錠剤」も存在しますが，「錠剤」はフィルムコーティングされているため噛んだり砕いたりしない限り苦味を感じることはありません[1]．また，「錠剤」とはいっても小児用のため直径6 mm，厚さ3.5 mm，重量84 mgと極めて小さく（図3）設計されており，"服用すべき薬の量"も「ドライシロップ剤」に比べて大幅に少なくすることもできます（表2）．これに伴って，薬を飲む際に必要な水の量も少なくなるため，水でおなかがいっぱいになってしまうこともなく，全体的に服薬の負担は軽くなると考えられます．

　一般的に，小さな錠剤であれば5歳児の8割が服用できる，とする報告もある[4]ことから，小さな錠剤がある薬に関しては，4～5歳頃から切り替えの機会を探ってみてもよいかもしれません．特にこの年齢の子どもは，"大人"や"お兄さん・お姉さん"という存在に強い憧れを抱いていることが多いため，「自分で積極的に薬を飲むこと」や「水だけで服用すること」，「錠剤に挑戦すること」，つまり"自分より年上の人たちと同じ飲み方"を提案すると，意外とすんなりと聞き入れてもらえることもあります．もし承諾してもらえたら，「さすがだね」とその成長に寄り添ってあげるとよりよいと思います．

販売名	識別コード	剤形	外形・サイズ等			
			上面	下面	側面	
クラリス錠50小児用	T17	白色フィルムコーティング錠	T17	○	◯	
			直径(mm)	直径(mm)	重量(mg)	
			約6	約3.5	約84	

図3　『クラリス錠50小児用』の外形・サイズ
〔添付文書より抜粋〕

表2　「クラリスロマイシン」のドライシロップ剤と錠剤（小児用）

	「クラリスロマイシン300 mg」を服用するために必要な製剤量
ドライシロップ剤	ドライシロップとして3.0 g
錠剤	84 mg×6錠＝504 mg（約0.5 g）

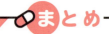 用法（工夫）

まとめ

　4歳を過ぎると，大人の話もある程度理解できるようになってきます．そのため，保護者だけでなく薬を飲む子ども本人に対しても薬の意義を説明することが重要になってきます．また，この時期の子どもは"お兄さん・お姉さんへの憧れ"によって水での服用，錠剤への挑戦にも積極的になってくれることがあります．成長に伴って体重が増えてくると，「粉薬」ではしだいに量も多くなってきますので，こうした成長の機会を見逃さず，「粉薬をジュースに混ぜる」という子どもの服薬からの脱却を提案できるとよいと思います．

　なお「クラリスロマイシン」のドライシロップ剤特有の苦味を避けるためには，相性の悪い酸性飲料との混合を避けることだけでなく，水に混ぜた際にも3分以内をめやすに服用してしまうこと，口の中に薬が残らないようにすることなど，特殊なコツが必要です．医療従事者の間ではおよそ広く知られた工夫ですが，この薬をはじめて処方された患者さんには必ず丁寧に説明する必要があります．

自尊心をくすぐる際に，他の子どもとの比較は避ける

　子どもに水だけでの服用や錠剤への挑戦を提案する際，自尊心をくすぐるような声がけをするのは効果的ですが，その際に「他の子はもうお水で飲んでいるよ」といった<u>"他の子どもと比較する"ような表現は避けたほうが無難</u>です．子どもの成長には個人差がありますが，その早い・遅いを保護者が強く気にされている場合，こうした比較をされると「やっぱりウチの子は成長が遅いのでは？」と強い不安につながってしまう恐れがあるからです（そうでなくともあまりよい気持ちはしません）．特定の誰かと比較するのではなく，純粋に「こんな薬が飲めるなんてもう"お兄さん"だね」といったような，あくまで主観的な評価の表現にするのが好ましいと思います．

■ 引用文献
1) 大正製薬：クラリスドライシロップ10％小児用　添付文書
2) 加治裕子，他：クラリスドライシロップ新製品と旧製品の苦味比較．医療薬学 35：423-30，2009
3) 岩井直一：服用性．小児科診療 63：1692-1704，2000
4) Thomson SA, et al.：Minitablets：new modality to deliver medicines to preschool-aged children. Pediatrics 123：e235-238, 2009

（児島悠史）

用法（工夫）

8 錠剤は，何歳くらいから処方してもよい？

POINT

- 半数以上が錠剤を飲めるようになるのは6〜7歳．
- 直径5 mm程度なら2〜3歳から飲める子も出てくる．
- 腸溶性や徐放性のある錠剤は粉砕不可．
- 割線のあるものは割って飲んでもよい．

薬剤師にできること

- 他規格や他社製品への変更，OD（口腔内崩壊）錠の選択も視野に入れて検討できる．
- 同じ適応の薬品への変更を検討できる．

仮想症例

バクタ配合錠　2錠（一般名：スルファメトキサゾール・トリメトプリム）
1日2回　朝夕食後
プレドニン　5 mg　2錠（一般名：プレドニゾロン）
1日1回　朝食後
ガスター　10 mg　1錠（一般名：ファモチジン）
1日1回　朝食後

- 6歳，女児
- 身長 113 cm　体重 20 kg
- 併用薬 なし

Q 相談内容

錠剤を飲んだことがないというが，散剤はまずくて嫌だという．錠剤を処方しても大丈夫か．
一般的に何歳から錠剤を使用するか？

医師

用法（工夫）

A 薬剤師としての回答

6歳でも錠剤を飲める子はいますが，『バクタ』錠→『バクタミニ』錠へ，『ガスター』錠→『ガスターD』錠への変更を提案します．

『バクタ』錠が直径11.0 mmであるのに対し，『バクタミニ』錠は直径6.0 mmであり[1]，子どもでも嚥下しやすいと思われます．また，口腔内崩壊錠の『ガスターD』錠であれば，飲み込めなくても溶かして飲ませることができます．

錠剤の処方は6〜7歳がめやすですが，メーカーによっても大きさが違うため，一概にはいえません．5 mm程度の錠剤なら2〜3歳から飲める子も出てきます．タブレットタイプのお菓子で練習してみてから決めるのもよいでしょう．

回答の根拠

単純に処方率をみている報告がいくつかありますが，6〜7歳が錠剤内服可能の過半数に達するラインのようです[2,3]．

入院患者を対象に錠剤を飲めるかを聞き取り，集計したことがありますが，同様に7歳以降で半数以上が内服可能，という結果になりました[4]．ただし，6〜7歳くらいまでは錠剤未経験の子どもも多いため，潜在的に内服可能な子どもの割合はもう少し上がると思われます．

未経験の理由としては，ちょうどよい規格の製品がないことも原因の1つではありますが，5歳以下の子どもには錠剤を飲ませない[5]ほうがよいとの記載も散見されるため，散剤処方を続ける医師も多いと思われます．

実際にどの程度の大きさの錠剤が飲めるかですが，1歳で4 mm，2歳で5〜7 mm，3歳以上で8 mmの錠剤が服用可能との報告があります[6]．錠剤の大きさは電子添付文書で確認できるので，処方前に本人や保護者と相談してもよいでしょう．

参考までに，2023年度の当院入院患者のうち，入院中に錠剤をはじめてチャレンジして，飲めた子どもの例が表1になります．

チャレンジしたうえで飲めなかった例は，2歳で『プレドニン』の1例でした．ちょうどよい規格がなかったり，咽頭術後のため散剤を希望されたりする例があり，ここからはずれる例が多かったため件数が少ないですが，直径の小さい錠剤であれば4歳前後から飲める子どもも出てきます．

ミニタブレット開発の取組み[7,8]も進められていますが，まだまだ日本では実用化されていません．2 mmの錠剤なら6か月〜1歳の子どもでも飲めるようなので[8]，今後の開発に期待しましょう．

表1 入院中に錠剤をはじめて飲めた子どもの例（2023年度，当院入院患者）

年齢	月齢	性別	内服できた錠剤
2	28	F	プレドニン
4	50	F	プレドニン
4	56	M	プレドニン
5	60	F	プレドニン
5	63	M	アモキシシリンカプセル
6	74	F	バイアスピリン
8	99	M	プレドニン
9	114	F	ケフラール，ダイフェンは割って飲んだ

（プレドニン錠5 mg：5 mm，バイアスピリン錠100 mg：7.3 mm）

錠剤を噛んで飲んでもよいか？

未経験ですと噛んでしまいがちですが，もちろん噛んでもよい錠剤もあります．先にあげた『プレドニン』は噛んでもよい例です．めやすとして，割線のある錠剤は割ることがあるので，噛んで飲んでも差し支えありません．ただし，苦みやえぐみが強いものもあります．

逆に，腸溶錠や徐放性製剤のような製剤工夫がされている薬品は，噛んだり割ったりしてはいけません．カプセルは，はずして飲むと100％の投与量は期待できなくなりますのでお勧めはしませんが，他に製剤がないなどの理由で脱カプセルすることもあります．

自施設での投与を検討するなら，『錠剤・カプセル剤粉砕ハンドブック』（じほう，図1）が参考になります．

錠剤に慣れるため，『フリスク』や『ミンティア』といった，5～6 mm錠剤タイプの食品での練習もお勧めです．

服薬補助ゼリーなどを使って一気に飲み込むとコツをつかめる子どももいます．

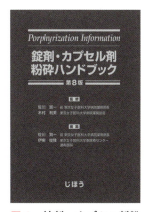

図1 錠剤・カプセル剤粉砕ハンドブック

変更の例

LTRA（leukotriene receptor antagonist）の例をあげると，「プランルカスト」が散剤とカプセル（もしくは錠剤：メーカーによる）であるのに対し，「モンテルカスト」は年齢に応じて4 mg細粒（1～5歳），5 mgチュアブル（6～14歳），10 mg錠（15歳以上），と適応が決められています．チュアブル錠は咀嚼して服用する錠剤[9]であり，噛み砕いて飲むことを前提としています．「散剤が嫌だけど錠剤も飲めない」といった場合，『モンテルカストチュアブル』への変更が検討できます．

OD錠にしておけばいいのでは，と思われるかもしれませんが，なかにはひどい味のものも存

用法（工夫）

在します．「フェキソフェナジン」や「レバミピド」は苦みが強いので，普通錠のほうが好まれることもあります．また，後発医薬品はメーカーによって味が違うこともありますが，独自の剤形も存在します．たとえば「オロパタジン」ではフィルム製剤をつくっている会社もあります．そのあたりを含めて相談していただけると，検討できることがあるかもしれません．

　また，子どもは剤形を保つことよりも「飲ませること」を優先する場合もあります．「アスピリン」50 mg を投与したいときに，本来腸溶錠なので割ることをお勧めしない『バイアスピリン』錠を割って飲ませたことがあります．『バイアスピリン』の腸溶性は胃障害予防のためなので，半錠で飲ませようが散剤で飲ませようが同じリスクになるためです．処方時はその点を承知のうえと記載いただけるとよいでしょう．

まとめ

　錠剤処方は 6〜7 歳がめやすですが，5 mm 程度の小さい錠剤なら 2 歳から飲める子も出てきます．お菓子での練習も有効なので，拒薬が強い子どもは，剤形変更も視野に入れて薬剤師への相談をお願いします．

■ 引用文献

1) 塩野義製薬：バクタ配合錠・ミニ配合錠・配合顆粒添付文書．2023．https://med.shionogi.co.jp/products/medicine/baktar/packageinsert_pdf.html（2024/6/20 参照）
2) Schirm E, et al.：Lack of appropriate formulations of medicines for children in the community. Acta Paediatr 92：1486-1489, 2003
3) 小嶋　純：小児用の経口製剤 Acceptability and palatability．薬学雑誌 135：245-247，2015
4) 富野浩充：薬の上手な飲ませ方．チャイルドヘルス 24：322-325，2021
5) 東京都薬剤師会：医薬品の幼・小児の服用について．https://www.toyaku.or.jp/health/tobehealthy/faq09.html（2024/6/20 参照）
6) 石川洋一，他：小児用製剤の早期実用化に向けての課題とその打開策―「小児医薬品の早期実用化に資するレギュラトリーサイエンス研究班」報告．薬剤学 76：324-339，2016
7) 寺田浩人：小児の安全性に配慮したミニタブレット開発への取り組み．ファルマシア 57：777，2021
8) 原田　努：小児製剤の受容性評価〜製剤開発の立場から〜．2022．https://www.jpma.or.jp/information/evaluation/symposium/rfcmr000000026bi-att/1-1_20220329.pdf（2024/4/12 参照）
9) 製剤総則［3］製剤各条．第十八改正日本薬局方（令和 3 年 6 月 7 日厚生労働省告示第 220 号）

（富野浩充）

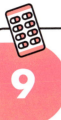

9 保湿剤は，「お風呂上がり」すぐに塗布したほうがよい？

POINT

- 保湿剤は「お風呂上がり」すぐに塗布するよう指示されることが多い．
- 入浴1分後の塗布と30分後の塗布で，少なくとも短期的な保湿効果に差はない．
- 入浴後に保湿を行わないと，20〜30分で肌は乾燥しはじめる．

薬剤師にできること

☞ その子どもの家庭環境・生活状況・性格なども踏まえて，負担の少ない"継続可能"な塗布のタイミングを提案できる．

仮想症例

ヒルドイドソフト軟膏…200g（一般名：ヘパリン類似物質）
1日2回 全身に

- 1歳6か月，男児
- 身長 80.8 cm 体重 10.6 kg
- 併用薬 なし
- アトピー性皮膚炎の治療（7歳の兄と4歳の姉にも同じように保湿剤の処方がある）

Q 相談内容

医師

　保湿剤を継続して使ってもらっている子どもの保護者から，「この保湿剤は，やっぱりお風呂上がりすぐに塗布しないとダメなのか」という相談を受けた．お風呂上がりが最も効果的であることを伝えたが，どこか困ったような顔をしておられたので，気になっている．お風呂上がりの塗布では何か支障があるのだろうか，もしあるとすれば，たとえば塗布のタイミングをどのように変更すれば，こうした患者さんのニーズにも応えられるのか，何かよい方法があれば教えてほしい．

43

📔 用法（工夫）

A 薬剤師としての回答

　確かに，「ヘパリン類似物質」等の保湿剤は"お風呂上がり"が最も適していると思います．お風呂上がりは服も着ていないので全身に塗布しやすいですし，このタイミングは"薬を塗る時間だ"と子どもにも認識してもらえれば，アドヒアランスの維持もしやすいからです．ただ，お子さんがお風呂嫌いだったり，保湿剤を塗られるのが嫌だったり，あるいはこの方の場合，7歳の兄と4歳の姉にも同じように保湿剤が処方されていますので，単純に"お風呂上がり"は忙しくて大変，という事情もあるかもしれません．
　保湿剤を塗布するタイミングに関しては，入浴直後と30分後でそれほど保湿効果に差はない，という報告もありますので，今の大変な時期は，いったん「お風呂上がり30分以内くらいをめやすに」というゆるめのタイミングを提案してみてもよいかもしれません．ただ，お風呂上がりに肌に痒みが現れる子どもの場合は，肌が乾燥しはじめる20分後までには塗布してもらったほうがよいので，そのあたりはその子の皮膚の状態にあわせて少し調整する必要があるかなとも思います．

回答の根拠

💊 "お風呂上がり"が適する理由と，大変な理由

　「ヘパリン類似物質」などの保湿剤は，添付文書上の用法も「1日1～数回」と幅のある記載になっています（図1）．しかし，1日1回の塗布よりも1日2回塗布したほうが保湿効果は高くなることが示唆されている[1]こと，1日3回になると塗布の負担が大きくなり過ぎることから，およそ子どものアトピー性皮膚炎には1日2回で用いられるのが一般的です．このとき，よく指定されるのが「朝」と「夜のお風呂上がり」という1日2回です．

```
6. 用法・用量
〈クリーム，ソフト軟膏〉
　通常，1日1～数回適量を患部に塗擦又はガーゼ等にのばして貼付する．
〈ローション，フォーム〉
　通常，1日1～数回適量を患部に塗布する．
```

図1　「ヘパリン類似物質」の用法・用量
〔添付文書より抜粋〕

　"お風呂上がり"に塗布するよう指示されることが多いのは，"お風呂上がり"は肌の汚れが落ちて清潔になっていること，服を着ていないので全身に保湿剤を塗布しやすいこと，さらに肌が乾燥してしまう前に保湿剤を使うとより高い保湿効果を得られる[2]ことがおもな理由です．あえて

44

9 保湿剤は,「お風呂上がり」すぐに塗布したほうがよい？

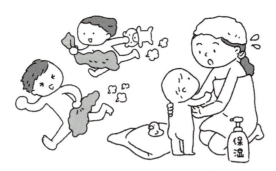

図2　お風呂上がりの塗布は大変！

　"お風呂上がり"以外のタイミングで塗布するメリットは特にないので,何か特別な事情がない限りは,"お風呂上がり"に塗布してもらうのがよいと考えられます.
　一方で,この"お風呂上がり"の塗布が大きな負担になってしまうケースも少なくありません.よくあるのが,兄弟姉妹に対しても同じように保湿剤を塗布する必要があり,ただでさえ大変な入浴を終えたあとに,親が自分の髪も乾かさず,服も着られないような状態で,風邪をひきそうになりながらも子ども全員の保湿剤を必死になって塗布している……という状況です（図2）.こうした無理な保湿では,どこかで治療を挫折してしまうおそれがあります.確かに,"お風呂上がり"になるべく早めに保湿剤を塗布することは,より高い効果を得るために重要ですが,これが負担になって治療を続けられなくなってしまっては本末転倒です.場合によっては,"どのくらいの時間経過なら許容できるか"を踏まえて,持続可能な塗布の方法を提案する必要があります.

💊 保湿剤を塗布するタイミングと,その保湿効果の差

　医師や薬剤師は,せっかく保湿剤を使うのであればより高い効果を期待できるタイミングで使ってもらおうと,「保湿剤はお風呂上がりすぐに塗布してください」と指示することがあります.しかし,患者さんのなかにはこれを「お風呂上がりすぐに塗布"しなければならない"」と,1分1秒を争ってでもすぐに塗布すべきものだと受け取ってしまう方がおられます（図3）.
　薬には,確かに厳密に守らなければならない用法もありますが,保湿剤を塗布するタイミング

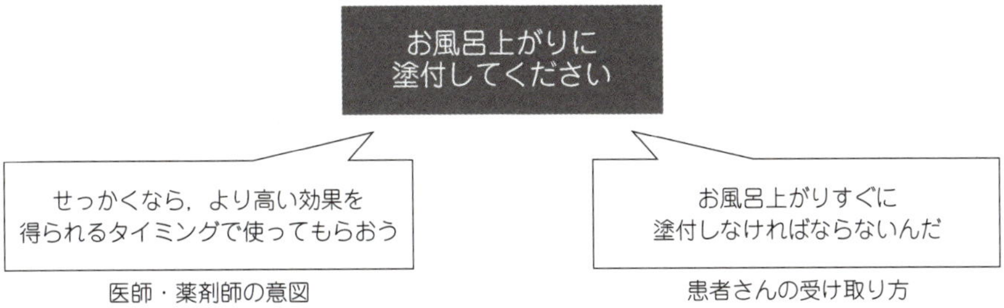

図3　「お風呂上がりに塗布してください」の意図と受け取られ方

📔 用法（工夫）

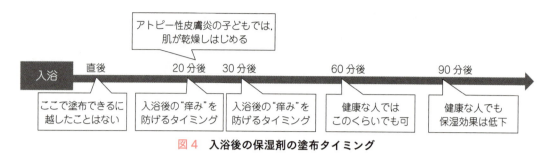

図4　入浴後の保湿剤の塗布タイミング

に関しては，ここまで厳格にコントロールする必要はありません．実際，アトピー性皮膚炎の子どもに対する保湿剤は，入浴1分後の塗布と30分後の塗布とで，少なくとも短期的な皮膚の保湿効果に差はなかったという報告もある[3]ため，「お風呂上がりすぐ」というタイミングを"厳密に守るべき用法"のように思わせてしまう説明は避け，「お風呂上がり30分以内くらいをめやすに塗布する」ように指導したほうが無難です．

●お風呂上がりは皮膚が乾燥して"痒み"が現れやすい

　アトピー性皮膚炎の子どもでは，入浴後に保湿剤を使わなかった場合，お風呂から上がって20〜30分経過すると皮膚は"入浴前よりも乾燥した状態"になってしまうことがあります[3]．つまり，お風呂上がりはこの乾燥と体温の上昇によって，皮膚の痒みが悪化しやすいタイミングでもあります．そのため，皮膚に痒みがある子どもの場合には，こうした乾燥による痒みが現れる前，できればお風呂から上がって20分が経過するまでの間に保湿剤を塗布しておくのが望ましいと考えられます．

　なお，健康な人であれば，入浴直後と入浴1時間後でもそれほど保湿効果に差は現れません[4]が，90分が経過すると保湿効果には明確な差が生じてくる[2]，とされています（図4）．保湿剤を使う人の肌の状態，痒みなどの症状の有無にあわせて，持続可能なケアの方法を考えていくことが重要です．

💊 「いつまで続けるのか」という不安の解消も

　アトピー性皮膚炎の子どもに対する保湿剤やステロイド外用薬の塗布は，毎日根気よく続ける必要がありますが，保護者のなかには「これをいつまで続ければよいのか」と強い不安を感じているケースも多々あります．保湿剤による毎日のケアも，"先が見えない状態"で続けるのは精神的な負担も大きいため，場合によってはある程度のめやすや目途を提示したほうがよいと思われます．

　たとえば，乳幼児期のアトピー性皮膚炎の罹病期間の中央値は4.2年で，およそ2割は1年，半数は4年以内に寛解し[5]，6割は6歳までに落ち着く[6]とされています．つまり，兄弟姉妹でたくさん保湿剤を塗布し続けなければならない状況というのは，基本的にそんなに何年も続くわ

9 保湿剤は,「お風呂上がり」すぐに塗布したほうがよい？

けではないと考えられます．大変な時期は，少し保湿剤を塗布するタイミングを融通させながら乗り越える，といった戦略を保護者の方と共有しておいてもよいかもしれません．

　ただし，アトピー性皮膚炎そのものが重症な場合は寛解には時間がかかる傾向にあるほか，12歳以降になっても残っているアトピー性皮膚炎は，そこから寛解にまで至ることはあまりありません[7]．子どもが小さい間にしっかりと治しておくことは重要と考えられるため，今まさに"頑張りどころ"にある保護者の方に対しては，感情面でも薬学面でも寄り添った対応を丁寧に考えていくことが大切です．

まとめ

　保湿剤は，塗布する量〔☞ No.14（p.72-79）〕だけでなく，塗布する回数やタイミングもよく問題になりますが，添付文書の用法・用量では具体的な回数やタイミングは指定されていません．医師や薬剤師は，よく「お風呂上がり」を"より望ましいタイミング"として例示することがありますが，普段から薬は用法・用量を守って使うようにいわれている患者さんは，このタイミングを"守らなければならない用法"だと受け取ってしまう可能性があります．お風呂上がりの保湿剤は，確かになるべく早めに塗布したほうが望ましいですが，より大事なのは1分1秒を争って早く塗布することより，しっかりとした量の塗布を，根気よく続けることです．

　薬や治療に関して専門知識のない患者さんは，こうした"治療上の優先順位"がわからないため，必要性の低い取り組みを一生懸命に行って疲れて，必要性の高い取り組みごとやめてしまう……といったことが多々起こります．服薬の負担が大きく，このままではアドヒアランスの維持がむずかしい患者さんの場合には，優先順位に応じた柔軟な対応を考えることも必要ですが，その際には薬の製剤上の特性なども活かせるケースがあります．よいアイデアが浮かばない場合は，ぜひ一度薬剤師にも相談していただければと思います．

+αのコラム

皮膚に擦り込むように，毛の方向に沿って塗布するのがオススメ

　保湿剤の塗布では，回数やタイミングだけでなく，"どのように塗布すればよいか"ということも特に決められていません．そのため，医師・薬剤師から具体的な指示がなければ，患者さんは基本的に自己流で塗布することになります．保湿剤において，その塗布の方法によって有効性や安全性が大きく変わるとは考えられないため，注射薬や吸入薬のように厳格な指示を行う必要はありません．

　ただ，保湿剤は「擦り込まない」よりも「擦り込む」ほうが[8]，また「円を描くような塗

用法（工夫）

布」よりも，「毛の生え方に平行に」塗布したほうが，それぞれ皮膚への浸透性は高くなる[8]，という報告があるため，もし何かしらの指針・めやすを求められた際は，"皮膚に擦り込むように，毛の方向に沿って塗布する"という方法を提案するのがよさそうです（図5）．

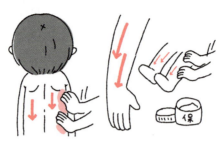

図5　保湿剤の塗り方

■ 引用文献

1) 大谷真理子，他：保湿剤の効果に及ぼす塗布量および塗布回数の検討．日本皮膚科学会雑誌 122：39-43，2012
2) Ueda Y, et al.：Optimal application method of a moisturizer on the basis of skin physiological functions. J Cosmet Dermatol 21：3095-3101, 2022
3) Chiang C, et al.：Quantitative assessment of combination bathing and moisturizing regimens on skin hydration in atopic dermatitis. Pediatr Dermatol 26：273-278, 2009
4) 野澤　茜，他：保湿剤の効果に及ぼす入浴と塗布時期の関係．日本皮膚科学会誌 121：1421-1426，2011
5) Hua T-C, et al.：The natural course of early-onset atopic dermatitis in Taiwan：a population-based cohort study. Br J Dermatol 170：130-135, 2014
6) Ricci G, et al.：Long-term follow-up of atopic dermatitis：retrospective analysis of related risk factors and association with concomitant allergic diseases. J Am Acad Dermatol 55：765-771, 2006
7) Abuabara K, et al.：The prevalence of atopic dermatitis beyond childhood：A systematic review and meta-analysis of longitudinal studies. Allergy 73：696-704, 2018
8) Abe A, et al.：Effect of Rubbing on the Distribution of Topically Applied Drugs into the Hair Follicles. Chem Pharm Bull (Tokyo) 68：832-836, 2020

（児島悠史）

薬の調整

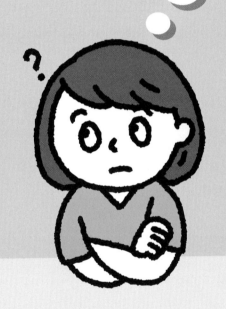
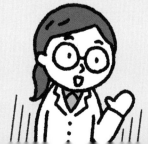

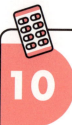

薬の調整

10 飲み薬の"粉の量"が多いのだけど，何とかならないか？

POINT

- 散剤や水剤は調剤の際に「賦形」されている．
- 施設ごとに賦形のルールは違う．
- 錠剤も，有効成分以外の部分は「賦形」されているといえる．

薬剤師にできること

☞ 患者ごとの個別対応ができる（賦形量の調整，矯味剤の追加，剤型変更 etc.）．

仮想症例

【般】アスピリン　0.05 g
　　　1日1回　朝食後 ………… 14日分
【般】プレドニゾロン 5 mg 錠　1 錠
　　　1日2回　朝昼食後（粉砕）… 5日分
【般】ファモチジン散 10％
　　　1日2回　朝夕食後 ……… 5日分

- 1歳2か月，男児
- 身長 75 cm　体重 10 kg
- 併用薬 なし
- 川崎病の治療

相談内容

医師

川崎病の治療をしている患者さんから，「散剤のかさが多く，飲ませるのが大変」と診察時にいわれた．ほかの製品や錠剤を検討したほうがよいか．

A 薬剤師としての回答

　賦形量をこちらで検討します．また，「プレドニゾロン」と「ファモチジン」は1日1回への変更検討をお願いします．

　散剤や錠剤粉砕時などで1包が少なくなるときは，誤差を少なくするために賦形をしますが，当薬局では1包を0.5 gにしているため，飲むのが大変になっていると思われます．1歳だと錠剤はむずかしいので，散剤で対応します．

回答の根拠

1包当たりの分包重量が少量の場合に，調製上および服用上の取扱いをしやすくするために，それ自身薬理作用を有しない散剤（賦形剤）を加えることを「賦形」といいます[1]．賦形の模式図を図1に示します．

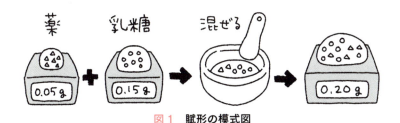

図1　賦形の模式図

　散剤については，1回量が少ないときにばらつきを少なくする目的で行うことが多いですが，ダマができやすい製剤に対して滑沢（サラサラさせる）目的で賦形することもあります．

　賦形のルールは薬局ごとに違いますが，薬剤師の裁量で変更することもできるため，患者さん個人で対応することも可能です．ただし，薬局の機材によっては1包を少なくすることがむずかしいかもしれません．そのつど相談してください．

　では，実際にどのような賦形がされているのでしょう．参考までに，私の個人アカウントで取ったアンケートを示します．

　賦形について，薬剤師対象にアンケートを設置し，自身のWeb，X（旧ツイッター）などを通して回答募集しました（2016年6月〜2023年6月，n＝105）．

薬の調整

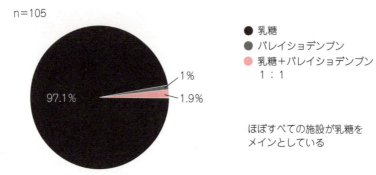

図2 賦形剤のメインに使っている散剤は？

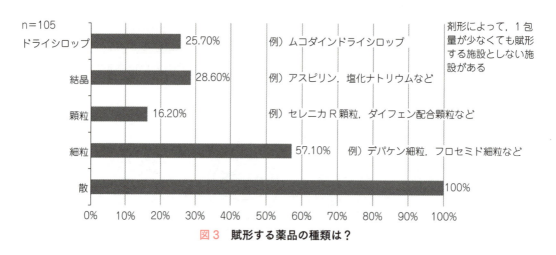

図3 賦形する薬品の種類は？

回答者分類は以下のとおりです．
- 薬局（おもに調剤）　　　51
- 薬局（調剤＋OTC半々）　8
- 薬局（おもにOTC）　　　0
- 病院（200床以上）　　　32
- 病院（200床未満）　　　14

結果を図2〜4に示します．

　1包が0.05 gとなる処方（処方例：アスピリン）だったら，最終的なかさは0.05 g/包〜0.55 g/包までさまざまです．このように，同じ処方でも，調剤する薬局によって，患者がもらう薬の見た目が変わってきます．

　今回の結果では上記のようになりましたが，調剤指針では，1回の量を0.3〜1 g，乳幼児の場合には調製の正確さを失わない限りできるだけ少量とする[1]，とされているため，1包1gということもありえます．「かさが多い」という訴えを聞いたら，実際にどのくらいの量になっているのかを確認したうえで，処方箋やお薬手帳に一筆「賦形量を少なめにしてください」と書い

10 飲み薬の"粉の量"が多いのだけど，何とかならないか？

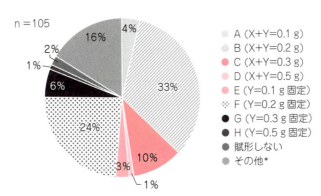

図4　賦形アンケート結果（小児の場合）

ていただけると対応できるかもしれません．

　ただし，『サワシリン細粒10％』のような，承認時と使用法が大幅に変わっているものはどうしようもありません．20％製剤のある『ワイドシリン』で対応すればかさは半分になりますが，それでも1歳，10 kg の子どもで 90 mg/kg/ 日，分3を想定すると，1回1.5 g 内服となります．1歳児に飲ませるのが大変なことだと想像できるでしょうか．こういった場合は脱カプセル（＋賦形）や『クラバモックス』への変更を検討することになります．

　「プレドニゾロン」と「ファモチジン」を分2から分1にする提案については，1包0.2 g の薬を1回飲むか2回飲むかという違いで，単純に1日分のかさを減らせるためです．こちらについては医師の裁量になるため，もちろん分2のままでもかまいませんが，今回のように賦形が必要な薬品であれば，1回にまとめることで総量が減らせます．また，服用時点を減らすことで，保護者の負担が格段に軽くなります．アドヒアランスがいまいち，と感じたときにはぜひ検討してください．

🧴 薬の調整

🔵 まとめ

　散剤は，1回量が少ないと「賦形」されます．賦形の条件やでき上がり量は薬局ごとに違うため，「かさが大きくて飲みづらい」と患者さんより報告がありましたら，実物を確認しつつ薬局に相談してください．賦形が原因であれば個人対応できることも多いです．どうしてもかさが大きくなってしまうものは，かさの少ない他剤への変更が提案できることもあります．
　どちらにせよ，薬局に相談していただけると解決できることも多いです．

■ 引用文献
1) 日本薬剤師会（編）：第十三改訂　調剤指針．42-43，2011

（富野浩充）

薬の調整

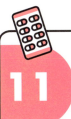

11 同じ処方なのにかさが違うことがある？（水剤の賦形について）

POINT

- 水剤も賦形されている．
- 目盛り取りか mL 取りが多く，目盛りに合わせるために調整する．
- 賦形剤は，水道水，精製水，単シロップなど施設によってさまざま．

薬剤師にできること

☞ 目盛り取りにするか，mL 取りにするか，賦形剤は何を使うかなどの個別対応ができる．
☞ きりのよい処方量への変更を検討できる．

仮想症例

【般】カルボシステインシロップ 5%　6.6 mL
　　　1日3回　食後 … 7日分

- 2歳，女児
- 身長 85 cm　体重 11 kg
- 併用薬 なし
- RSウイルス感染症の治療

相談内容

医師

入院しているときと同じ処方を院外処方で出しているのに，患者さん（保護者）から飲む量がぜんぜん違うといわれた．どういうことか．

薬の調整

A 薬剤師としての回答

施設によって賦形の量が変わってくるためと思われます．希望があれば賦形量を減らすことを検討できますが，1日量を6 mLにしていただけると1回2 mLとなるため賦形せずお渡しできます．

回答の根拠

水剤の賦形は，「目盛りに合わせるため」に行っています．施設によって基準はさまざまで，今回の例では以下のように調剤していきます（図1）．

① 6.6 mL×7日＝46.2 mL 取る
② 患者が測り取りやすい値になるまで賦形する

パターンA：目盛り取り：21目盛りになるところまで賦形する（全量 60 mL/100 mL：使用する瓶や内規による，図1 パターンA）
パターンB：mL取りその1（0.5 mL刻み）：1回 2.5 mLにするため，（7.5 − 6.6）×7＝6.3 mL 賦形する（全量 52.5 mL，図1 パターンB）
パターンC：mL取りその2（1 mL刻み）：1回 3 mLにするため，（9 − 6.6）×7＝16.8 mL 賦形する（全量 63 mL，図1 パターンC）

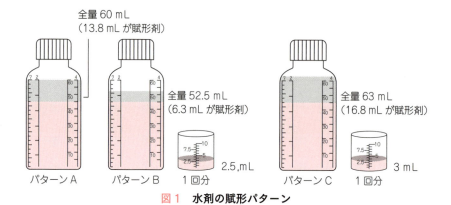

図1 水剤の賦形パターン

水剤が単独か混合かでパターンが違う施設[1]もありますし，衛生面の観点から，7日以内と8日以上で賦形剤や目盛り取り−mL取りを変更したりするパターンもあります[2]．
賦形量をなるべく少なくするために条件により組み合わせることもありますし，上記以外のパ

ターンも存在すると思われます．

さらに，賦形に使用する媒体も施設で違い，水道水，精製水，単シロップなどさまざまです．

■参考

今回の執筆にあたりアンケートを取ってみました．X（旧ツイッター）およびFacebookアカウントを用いて薬剤師によびかけて回答依頼しました．

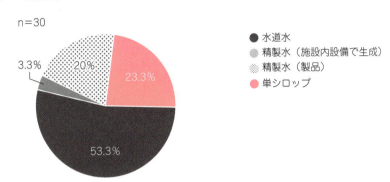

図2　賦形剤に使用しているものはどれですか（処方日数7日以内）

7日以内の処方では水道水賦形が多いですが，精製水や単シロップの施設もあり，きれいに分かれました（図2）．

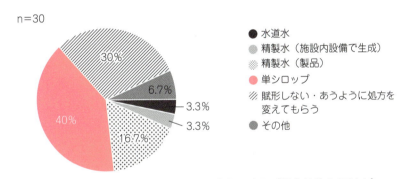

図3　賦形剤に使用しているものはどれですか（処方日数8日以上）

処方日数が8日以上になると，「単シロップで賦形する」か，「賦形しない」群に分かれます．次いで精製水となっています（図3）．感染の危惧からだと思われます．

次に，目盛り取りにするかmL取りにするかですが，以下のとおりになりました（図4, 5）．

📦 薬の調整

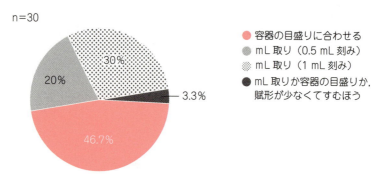

図4　賦形する必要があるとき，どのルールにあてはまりますか（処方日数7日以内）

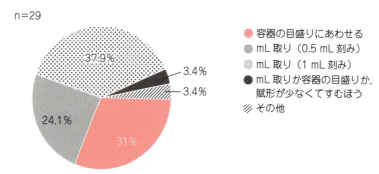

図5　賦形する必要があるとき，どのルールにあてはまりますか（処方日数8日以上）

　これも施設によって分かれます．
　持ち込む薬局によって，手に渡るものが全く違った形になることが，おわかりいただけたでしょうか．
　水剤の分注機も存在する[3]ため（図6），こちらがスタンダードになってきたら状況は変わるかもしれません．

11 同じ処方なのにかさが違うことがある？（水剤の賦形について）

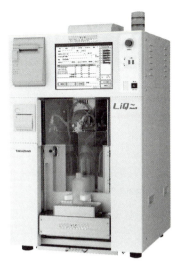
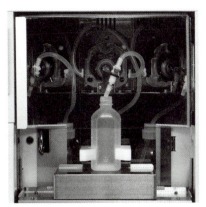

図6 全自動水剤分注機（タカゾノ）
〔株式会社タカゾノより画像提供〕

まとめ

　水剤の賦形は目盛りに合わせるために行っています．こちらも施設ごとにルールが異なり，賦形剤はおもに，水道水，精製水，単シロップが使われています．1回量秤量は，mL取りと目盛り取りに分かれます．

■ 引用文献
1) 浜松医療センター薬剤科：院内調剤内規〈保険薬局向け〉．5, 2006　https://www.hmedc.or.jp/media/cyouzainaiki.pdf（2024/4/5 参照）
2) 名古屋徳洲会総合病院：調剤上の留意点「投与日数7日以内の場合は精製水，8日以上の場合は単シロップを使用」．2014　https://www.nagoya.tokushukai.or.jp/wp/comedical/pharmaceutical/con4/insurancepharmacy（2024/4/5 参照）
3) タカゾノ：全自動水剤分注機　LiQ～ model S．https://www.takazono.co.jp/products/suizaiteiryo_bunpouki/liq_model_s/（2024/4/5 参照）

（富野浩充）

薬の調整

12 水剤やシロップ剤のメスアップ，「水道水」を使ってもよい？

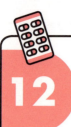

POINT

- 水剤のメスアップに日本の「水道水」を使うことは，基本的に問題ない
- 「精製水」を用いたほうが，長期保管時の雑菌繁殖を抑えられる可能性がある
- 矯味が必要な場合は「単シロップ」を使うこともある

薬剤師にできること

☞ 薬の特性にあわせて，適切なメスアップの方法やタイミングを提案できる

仮想症例

【般】カルボシステインシロップ小児用 5% ‥‥‥ 8.4 mL
【般】アンブロキソールシロップ小児用 0.3% ‥‥ 4.2 mL
　　　1日3回　毎食後 ‥‥‥‥‥‥‥‥‥‥‥ 7日分

- 3歳0か月，男児
- 身長 94.5 cm，体重 14.0 kg
- 併用薬 なし
- 感冒の治療

Q 相談内容

医師

　患者さんが"水剤の1回分"を目盛りで計量できる〔☞ No.11（p.55–59）〕よう，病院で薬のメスアップ（かさ増し）をしようと思ったのだが，このとき使うのは「水道水」でもよいのだろうか．あるいは「精製水」や「単シロップ」を用いたほうがよいのだろうか．薬の効果や安全性，飲みやすさなどにどう影響するのか，適したものがあれば教えてもらいたい．

12 水剤やシロップ剤のメスアップ，「水道水」を使ってもよい？

薬剤師としての回答

水剤やシロップ剤のメスアップ（かさ増し）には，基本的に「水道水」を使ってもらっても問題ありません．日本の水道水は厳しい水質基準を満たしており，日本薬局方の「常水」の定義にもあてはまるからです．ただし，「精製水」に比べると雑菌の繁殖を起こしやすいとされているため，1週間以上の保管が必要な場合には，より清潔な「精製水」を使ってもらったほうが無難です．また，薬によっては「水道水」に含まれる種々のイオンが薬の作用に影響することもある〔☞水道水との混合：No.29（p.175-180）〕ため，薬ごとに注意してもらう必要があります．

なお，「単シロップ」は甘味があるため薬の風味を隠すのに便利ですが，粘度が高くなるため扱いやすさや服用のしやすさはやや悪化する，という点に注意が必要です．

回答の根拠

日本薬局方による「常水」の定義と「水道水」の扱い

医療で用いられる水には「常水」「精製水」「滅菌精製水」「注射用水」の4種があります[1]（表1）．適合基準の厳しいもののほうがより安全に用いることができますが，そのぶんコストもか

表1 医療用水の分類

分類	適合基準
常水	水道法第4条に適合したもの
精製水	「常水」を蒸留・イオン交換・超ろ過などで精製したもので，不純物を含まない
滅菌精製水	「精製水」を滅菌処理したもの
注射用水	「滅菌精製水」のうち，発熱性物質（エンドトキシン）の試験に適合したもの

〔厚生労働省：第十八改正日本薬局方．2021〕

表2 水道法第4条の基準

水道法第4条	
一	病原生物に汚染され，又は病原生物に汚染されたことを疑わせるような生物若しくは物質を含むものでないこと
二	シアン，水銀その他の有毒物質を含まないこと
三	銅，鉄，フッ素，フェノールその他の物質をその許容量をこえて含まないこと
四	異常な酸性又はアルカリ性を呈しないこと
五	異常な臭味がないこと．ただし，消毒による臭味を除く
六	外観は，ほとんど無色透明であること

🧪 薬の調整

かるため，必要十分なものを選ぶことが重要になります．

　基本的に，水剤などのメスアップには「常水」を用いることとされていますが，この「常水」とは"水道法第4条に基づく水質基準に適合するもの"（表2）と定義されています[1]．日本の「水道水」は通常この水道法に適合したもののため，「水道水」も「常水」に含まれることになります．つまり，水剤などのメスアップに「水道水」を用いてもよい，と判断できます．

💊 「水道水」でメスアップした薬は，1週間以上の保管に適さない

　日本の「水道水」は，基本的にかなり清潔で品質も高いため，そのまま飲用しても問題ありません．そのため水剤のメスアップに用いても特に大きな問題はないといえます．しかし，「精製水」に比べると薬の保管面でやや劣る可能性があります．たとえば，「精製水」でメスアップした水剤であれば，室温で14日間保管しても細菌の繁殖は観察されなかった一方，「水道水」でメスアップした水剤では10日目には肉眼で確認できるほどの細菌の繁殖が起きた，というデータがあります[2]．

　そのため，「水道水」でメスアップできるのは一般的に1週間以内に使い切る水剤の場合に限り，また保管する際にも冷蔵庫に入れておくなどの対応が必要になります．1週間以上服用し続ける薬の場合には，「水道水」ではなく「精製水」を使ってメスアップを行う，あるいは原液のまま複数の容器に小分けして渡し，実際に服用する直前に家庭で「水道水」を使ってメスアップをしてもらう，といった方法も検討する必要があります．

● 水道水に含まれる遊離塩素や微量元素が薬に影響することもある

　また，「水道水」には遊離塩素や種々の微量元素が含まれているため，これが薬の効果や安全性に影響することもあります．他項目で扱っている「アリピプラゾール」の内用液〔☞ No.29（p.175-180）〕のほか，「スプラタスト」のドライシロップ製剤[3]などが代表的ですが，個々の薬で確認が必要です．

💊 「単シロップ」のメリット・デメリット

　水剤のメスアップには，水のほかに「単シロップ」を用いることがあります．「単シロップ」は，白糖（ショ糖）を主成分とした液状のシロップで，においはなく，甘く粘度があるため薬の矯味を目的に用いられるものです[4]．特に苦味の強い薬や独特の風味がある薬の場合には，水よりも「単シロップ」でのメスアップが適している場合があります．

　ただし，「単シロップ」でメスアップした水剤は粘度が高くなるため，計量や服用の際にやや扱いにくくなる場合があります．

12　水剤やシロップ剤のメスアップ，「水道水」を使ってもよい？

まとめ

　錠剤やカプセル剤と違い，水剤はご家庭で毎回保護者が1回分を計量して服用する必要があるため，この計量をいかに簡単にできるように調剤できるかが重要になります．このとき，わかりやすい量にまでかさ増しするメスアップを行うことがありますが，ここであまり量をかさ増ししすぎると"1回に服用すべき薬の量"が増えて，子どもの負担が増してしまうことがあります．

　水剤ボトルには，元から9分割，12分割，15分割，21分割といったさまざまな薬の量と用法に対応できる目盛りが記載されていますが，どの目盛りを使えば"最小量のメスアップ"ですむのか，といったことまで考えて調整することが大切です．水剤のメスアップには何を使えばよいか，どのくらいの量をかさ増しすればよいか，薬の調製に困った際は，ぜひ薬剤師まで相談いただければと思います．

■ 引用文献

1) 厚生労働省：第十八改正日本薬局方．2021
2) マイランEPD合同会社：フスコデ配合シロップ　インタビューフォーム　https://www.mylan.co.jp/-/media/MylanJP/documents/epd_products/interview_updated/if_huscode.pdf（2024/7/30 参照）
3) アイピーディドライシロップ　添付文書　https://www.info.pmda.go.jp/go/pack/4490016R1020_1_09/（2024/7/30 参照）
4) 単シロップ　添付文書．

（児島悠史）

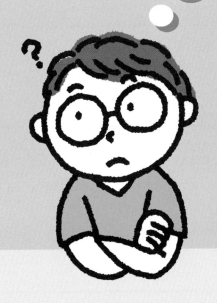
用　量

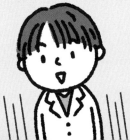
こんなふうに考えられます！

用量

13 点眼薬，子どもでも同じ量でよいのか？

POINT

- 「点眼薬」は，子どもでも成人でも「1回1滴」の同じ量で使うことがほとんど．
- 「点眼薬」を希釈したり，用法・用量を減らしたりすることは有効性や安全性の面から推奨されない．
- 全身性の副作用リスクを抑えるためには，点眼後に"涙管を軽く押さえる"ことが重要．

薬剤師にできること

☞ 薬理学的特性や薬物動態の観点から，薬の効果や副作用が現れはじめる時間を予測し，これに合わせた患者説明や副作用への警戒などができる．

仮想症例

【般】レボフロキサシン点眼液 0.5% … 5 mL
　　1回1滴　両目 ……………… 1日3回

- 1歳6か月，女児
- 身長 79.2 cm　体重 10.0 kg
- 併用薬 なし
- 細菌性結膜炎の治療

相談内容

医師

　1歳6か月の子どもに点眼薬を用いたいが，成人と同じように「1回1滴」の「1日3回」で処方してもよいのだろうか．特に，「レボフロキサシン」のようなニューキノロン系抗菌薬は，内服薬として子どもに用いることはあまりないため，全身移行もなるべく抑えたい．これを踏まえると，少し点眼の回数を減らしておいたほうがよいのではないかとも思うが，どうだろうか．

A 薬剤師としての回答

確かに多くの点眼薬では，添付文書でも小児用の用法・用量が記載されていません（図1）．一般的に子どもの場合，内服薬では成人よりも投与量は少なくなるのが一般的ですが，点眼薬では1回の点眼を「1滴未満」に減らすことはできないので，点眼の回数を減らしたり，あるいは点眼液を希釈したりする必要があるのではないか，と考えるケースは多いと思います．

> 6. 用法・用量
> 通常，1回1滴，1日3回点眼する．なお，症状により適宜増減する．

図1 クラビット点眼液0.5%
〔添付文書より抜粋〕

しかし，特に添付文書で指定のあるもの以外，基本的に成人と同じ使い方で点眼をしてもらって問題はないと考えられます．というのも，一般的に点眼薬は内服薬よりも薬物の投与量自体が少ないですが，子どもの場合はさらに「結膜嚢（使った点眼液が収まるスペース）」も成人より小さいため眼に入る薬液の量も少なく，過剰な薬液は眼からあふれ出てしまうことになるからです．点眼回数を減らしたりすると，むしろ十分な治療効果を得られなくなってしまうなどデメリットのほうが大きくなるおそれがあります．

一方で，点眼液の全身移行を防ぐためには，点眼後に目頭（涙点）を軽く押さえるのが効果的です．小さな子どもではむずかしいかもしれませんが，あふれた薬液を拭き取るのも兼ねて，丸めたティッシュペーパーを軽く押し当てるなどをしてもらうのがよいと思います．

回答の根拠

成人と子どもで，点眼する薬液量が同じでよいと考えられる理由

内服薬だけでなく点眼薬においても，添付文書に子どもの用法・用量が個別に記載されたものはほとんどなく，どういった用法・用量で使えばよいかはわかりにくいのが現状です．しかし，点眼薬の場合は内服薬と違って，添付文書に特別な指定があるもの以外，基本的に成人と同じ用法・用量で使っても問題ないと考えられます．これにはいくつか理由があります．

まず，点眼薬では投与される薬の量自体が非常に少ない，という点があげられます．通常，点眼液の1滴はおよそ20〜50 μLとされています[1]が，たとえば「レボフロキサシン点眼液0.5%（薬液1 mL中にレボフロキサシンを5 mg含有）」を1滴用いた場合，そこに含まれる「レボ

📁 用　量

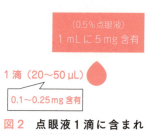

図2　点眼液1滴に含まれる有効成分の量

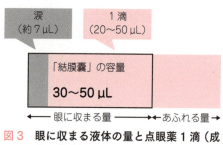

図3　眼に収まる液体の量と点眼薬1滴（成人の場合）

フロキサシン」の量は0.1〜0.25 mgと概算されます（図2）．これは，内服薬として一般的に用いられる1回量500 mgに比べると100分の1にも満たないくらいの少量のため，仮にすべてが循環血液中に移行したとしても，何らかの薬理作用を発揮する可能性は低い，と考えられます．

　また，もともと眼に収容できる液体の量（結膜嚢の容量）は成人でも30〜50 μL程度で，ここに7 μL程度の涙が存在しているとされています．つまり，<u>成人でも1滴（20〜50 μL）がすべて眼に収まりきるわけではありません</u>（図3）．眼のサイズが小さく，結膜嚢の容量が小さい子どもであればなおさら，1滴であっても眼からあふれ出てしまう薬液量は多くなります．つまり，1滴に含まれる薬の量が非常に少ないうえに，その1滴すらも眼に入りきらないことから，子どもの場合でも点眼薬は「1回1滴」という成人と同じ用量で使っても大きな問題にはならない，と考えられます．

• 点眼の回数を減らす方法は妥当か

　1日の点眼回数を減らした場合，確かに薬の曝露量は減らすことができます．そのため，用法が「1日3〜4回」と幅のある記載になっている点眼薬（例：『リンデロン点眼液0.01％』）の場合は，成人は多め，子どもは少なめ，と差をつけて運用することも1つの方法になります．

　しかし，前述の通り「1滴に含まれる薬の量が少ない」こと，「子どもでは眼が小さいために1滴すらも入りきらない」ことから，もともと点眼薬による曝露量は多いわけではありません．そのため，1回くらい点眼回数を減らしたところで，曝露量の絶対量はたいして変わりません．一方で，1日の点眼回数を減らすと効果が弱まってしまう，効果が途中で切れてしまう，といったデメリットが生じる可能性があります．これらを踏まえると，子どもであっても用法どおりの回数で点眼するのが望ましいと考えられます．

• 点眼薬は希釈できるか

　眼に用いる点眼液は，薬液に雑菌や不純物が混ざっていると大きな健康被害につながるおそれがあります．そのため点眼薬は，日本薬局方で「無菌製剤」として定義されており[2]，さらに不純物が入っていないかの確認試験（例：不溶性微粒子試験法）などもクリアする必要があります．

これは極めて高度な工場設備などを用いてはじめて実現できるもののため，病院や薬局などで"希釈"を行おうとすると，こうした品質は損なわれてしまうことになります．明らかにデメリットのほうが上回るような加工になってしまうため，避ける必要があります．

点眼薬による全身性の副作用を防ぐために

　点眼薬は"局所作用だけを発揮する薬"と思われがちですが，全身作用を比較的起こしやすい薬です．たとえば，抗ヒスタミン薬の「ケトチフェン」は，点眼であっても脳内受容体占有率が高く「鎮静性」に匹敵すると評価されている[3]ほか，β遮断薬の「チモロール」の点眼では1.1 ng/mL 程度の薬物血中濃度上昇と，それに伴った 5 mmHg 程度の血圧低下，8〜9 bpm 程度の心拍数の減少が起こることが確認されています[4]．これは，点眼した液体が目頭にある涙管から喉に流れ出て，そのまま消化管から吸収されることによって起こります（図4）．

　この全身作用を減らすために古くから行われているのが，「点眼した後は眼を閉じ，目頭（涙点のある場所）を軽く押さえてしばらく安静にする」という方法です．原始的な方法ですが，実際にこの手順を踏むことで点眼薬の全身移行は 60% 以上抑制できるとされており[5]，全身性の副作用を回避するうえでは非常に重要な手技といえます．

　しかし，小さな子どもの場合，点眼後にこんな手順をしっかり実践するのは困難なため別の方法を考える必要があります．このとき選択肢になるのが，「軽く丸めたティッシュペーパーを瞼の上からやさしく数秒間押し当てる」という方法です．この方法は，涙点を押さえる方法に比べて非常に簡潔なものですが，全身移行の抑制効果はほぼ遜色ないという報告[4]があります（表1）．

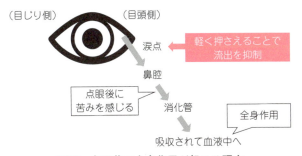

図4　点眼薬で全身作用が起こる理由

表1　「チモロール」点眼後の手技による全身移行・作用の差

	血中濃度の上昇	血圧の変化	心拍数の変化
点眼後，何もしない	1.11 ng/mL	−5.48 mmHg	−8.95 bpm
点眼後，涙点を押さえる	0.39 ng/mL	−2.05 mmHg	−6.10 bpm
点眼後，ティッシュを押し当てる	0.46 ng/mL	−3.90 mmHg	−6.10 bpm

〔Müller L, et al.：New technique to reduce systemic side effects of timolol eye drops：The tissue press method-Cross-over clinical trial. Clin Exp Ophthalmol 48：24-30, 2020〕

📍 **用　量**

点眼薬の全身移行が気になる場合には，用法・用量を変えたりするのではなく，点眼薬をしっかりと使ったうえで，こうした手技を確実に実施してもらうことが重要です．

 まとめ

　点眼薬は，子ども用の用法・用量が設定されていないうえに，内服薬のように専用の計算式なども存在しません．これは，点眼薬に関して研究が進んでいないというより，「点眼で用いる薬の量は少ない」こと，「子どもでは眼に入る薬の量も限られる（1滴すら収まりきらない）」ことから，子どもでも成人と同じ用法・用量で使って問題ないケースがほとんどだからです．下手に点眼回数を減らしたり，点眼液を希釈しようとしたりすると，十分な効果を得られなくなったり，安全に点眼できなくなったりといった大きなデメリットを伴うことになるため注意が必要です．特に，保護者のなかには「大人と同じ量で使うなんて多過ぎるのではないか」と不安になって，自己判断で減量・希釈などを行ってしまうこともあるため，丁寧に説明を行う必要があります．

　なお，点眼薬では全身移行に配慮することが副作用回避の観点から重要です．副作用の少ない人工涙液やビタミン剤，非鎮静性の抗ヒスタミン薬などではあまり心配する必要はありませんが，副作用の多いステロイド，あるいは子どもには内服薬として用いることのない「レボフロキサシン」などの場合には，全身移行の影響をなるべく小さく抑えるための手立てを講じたほうが無難です．全身移行を防ぐ手技としては，点眼後に眼を閉じて涙点を押さえるというものが一般的ですが，小さな子どもの場合は「軽く丸めたティッシュペーパーを瞼の上からやさしく数秒間押し当てる」という方法でも代用することができます．眼からあふれた薬液を拭き取るのを兼ねて，一緒に行ってもらうのがよいと考えられます．

＋αのコラム

嫌がる子どもに，どうやって点眼するか

　嫌がる子どもに点眼を行うのは，至難の業です．きっちりと点眼しなければならない薬の場合は，プロレス技のように足で子どもの頭を固定して点眼する……といった強硬手段に出る必要もありますが，そこまでの必要はない薬の場合にはもう少し簡単にできる方法も提案できるとベターです〔☞付録のp.193参照〕．

　最も簡単なのは，「子どもを仰向けに寝かせ，眼を閉じていてもその上から目頭のあたりに点眼液を1滴落とす」という方法です．瞼の上からでも目頭付近に薬液を滴下すると，通常はこれに反応して眼をパチパチと瞬きさせるので，必要量の薬は眼に入っていくことになるからです（※目じりのほうに滴下すると，すぐ流れ落ちてしまいます）．"1滴すべてが眼

に入らない"ことを心配する必要がないのは前述のとおりです．ただし，この方法では，眼の周囲にゴミなどがついていると，そのゴミが点眼液と一緒に眼に入っていってしまうことになるため，特に点眼液を滴下する目頭付近は清潔なガーゼやティッシュペーパー等で事前にきれいに拭き取っておく必要があります．

　また，「眠っているときに点眼する」という方法も可能です．この場合は，下瞼をそっと引っ張って「あかんべ」の状態にしてから，点眼液を滴下します．ただし，寝ついてすぐはまだ眠りが浅く，このタイミングで点眼するとその刺激で起きてしまうこともあります．特に点眼液が冷たくなっているとびっくりしやすいので，<u>冬場などは手で少し人肌に温めてから用いる</u>のがよいと思われます．

■ 引用文献

1) 落合明子，他：患者の使用性を考慮した緑内障治療薬の容器設計―1滴量およびスクイズ力に影響を及ぼす要因評価―．薬剤学 72：312-317，2012
2) 厚生労働省：無菌製剤．第十八改正日本薬局方．2021
3) Kawauchi H, et al.：Antihistamines for Allergic Rhinitis Treatment from the Viewpoint of Nonsedative Properties. Int J Mol Sci 20：213, 2019
4) Müller L, et al.：New technique to reduce systemic side effects of timolol eye drops：The tissue press method-Cross-over clinical trial. Clin Exp Ophthalmol 48：24-30, 2020
5) Zimmerman TJ, et al.：Improving the therapeutic index of topically applied ocular drugs. Arch Ophthalmol 102：551-553, 1984

（児島悠史）

用 量

14 保湿剤，どのくらいの量を処方すればよい？

POINT

- 子どもの場合も，体の各部位ごとに「FTU」のめやすで塗布量を伝えるのが便利．
- 具体的な量の指示をしなかった場合，保湿剤は"必要量よりも少ない量"しか使ってもらえないことが多い．
- 剤形による使用感，薬の値段，容器の違い，塗布のタイミングも保湿剤のアドヒアランスに影響する．

薬剤師にできること

☞ 子どもの年齢・体格から保湿剤の使用めやす量を計算したり，残薬状況から実際の使用量を推測して情報共有したり，必要に応じて薬・剤形・容器・塗布タイミングの問題点からアドヒアランス改善案を提示したりできる．

仮想症例

ヒルドイドソフト軟膏…200 g（一般名：ヘパリン類似物質）
1日2回　全身に

- 1歳6か月，男児
- 身長 80.8 cm　体重 10.6 kg
- 併用薬 レボセチリジン
- アトピー性皮膚炎の治療

Q 相談内容

医師

アトピー性皮膚炎の治療が功を奏して，皮膚の状態はかなりよくなってきたが，これを維持するためにしばらくは保湿剤を使ったスキンケアを続けてもらいたい．このとき，保湿剤は具体的にどのくらいの量を処方すれば足りるのだろうか．処方量が少ないと，患者さんは薬が足りなくなってしまうことを気に

14 保湿剤，どのくらいの量を処方すればよい？

して薬を"節約"することになり，十分な効果を得られなくなってしまうおそれがあるし，かといって必要以上に処方するのは医療費の無駄遣いにもつながってしまう．そのため，ちょうど"次の受診までに使い切る"くらいの量で処方したいと思っているのだが，この年齢の子どもが，全身にしっかりと塗布するための薬として「2 週間分」を処方する場合，200 g というのは妥当だろうか．

薬剤師としての回答

　1 歳 6 か月の子どもが全身に塗布する保湿剤の 2 週間分として，200 g というのはおよそ妥当な量と思います．一般的に，1〜2 歳の子どもが全身に塗布すると 1 回で 7 g 程度の保湿剤が必要とされていますが，これを 1 日 2 回で 14 日間塗布するとちょうど 2 週間で 200 g くらいの計算になります．そのため，今回の処方を 2 週間で使い切って次の受診をしてもらう，というのはよい処方量とスケジュールになっていると思います．

　保湿剤は，「たっぷり使ってください」と服薬指導をしても，多くの人は"必要量"よりも少ない量しか塗布しない傾向にあるため，処方した薬が余ってしまうこともあります．これを避けるため，薬局でも「FTU」等の具体的なめやすを使って使用量についての説明を行いますが，それでも塗布量が足りない場合には，保湿剤の"剤形"や"容器"を変えるという方法もあります．季節によってはべたつきの少ない剤形のほうが塗布しやすい，あるいは小さな口から薬を出すチューブ剤よりも大きな瓶の容器から薬をすくうほうが使用量は多くなる，といったことを利用してもよいかもしれません．幸い，「ヒルドイド」にはさまざまな"剤形"や"容器（包装）"がありさまざまなニーズに対応できますので，いつでもご相談いただければと思います．

回答の根拠

保湿剤の塗布量のめやす

　保湿剤の塗布はアトピー性皮膚炎の再燃を抑制するのに有用です[1]が，特にステロイドによる治療が成功して皮膚の状態が落ち着いても，そこで中断することなく塗布を続けることが重要です[2]．ただし，保湿剤はあまり薄く延ばして塗布していると，皮膚の凹凸のへこんだ部分にしか薬が塗布されなかったり（図 1），また期待できる保湿効果そのものも弱まってしまったりといっ

📦 **用量**

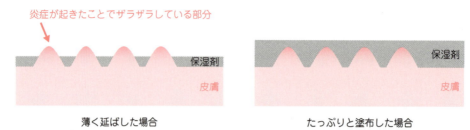

図1 保湿剤を薄く延ばして塗布した場合のイメージ

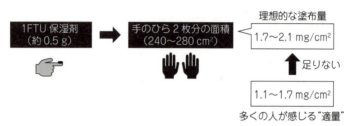

図2 保湿剤の理想的な塗布量と，多くの人が感じる"適量"

たことが起こるため，十分な量をしっかりと塗布する必要があります．

　この"十分な量"のめやすを伝える際に便利なのが「FTU」という単位です．「FTU」は finger-tip unit のことで，「チューブから人差し指の第一関節の長さに薬を出した量＝約 0.5 g」を「1 FTU」とし，これを「大人の手のひら 2 枚分の面積＝240〜280 cm^2」に塗布する[3]，という考え方です．「1 FTU」を目安に保湿剤を塗布した場合，その塗布量はおよそ「1.7〜2.1 mg/cm^2」くらいになりますが，多くの人は「1.1〜1.7 mg/cm^2」くらいの量を塗布したときに"適量"だと感じる[4]とされており，その認識にはかなりのずれがあります（図2）．つまり，保湿剤を感覚だけで使っていると，基本的に必要量には足りない量で使うことになってしまうことがほとんどだ，ということです．実際，保湿剤の塗布量が 1.0 mg/cm^2 程度にまで少なくなってくると，その保湿効果は明らかに減弱することもわかっています[4,5]ので，保湿剤の効果を十分に引き出すためには，どのくらい塗布すればよいのかという"塗布量の具体的なめやす"も伝えることが不可欠です．

　「1 FTU」の量の保湿剤を手のひら 2 枚分の面積に塗布していく際，体の各部位に対してどのくらいの保湿剤が必要になるかは子どもの体の大きさによって変わりますが，平均的な 1〜2 歳の子どもの場合，顔と首で 1.5 FTU，体部（前面）で 2 FTU，体部（背面）で 3 FTU，片腕で 1.5 FTU，片脚で 2 FTU，つまり全身では 13.5 FTU がめやすになります[6]．これは，1 回の塗布に保湿剤が 6.75 g 必要だという計算になります（表1）．これを 1 日 2 回で塗布する場合，2 週間で必要となる薬の量は 1 回 6.75 g×1 日 2 回×14 日で合計 189 g となるため，これより少し多めの 200 g という今回の処方は非常に妥当な量だと考えられます．

　なお，この「1 FTU」の「人差し指の第一関節の長さ」や「手のひら 2 枚分の面積」という

14 保湿剤，どのくらいの量を処方すればよい？

表1 各部位の面積（FTU）のめやす

	（FTU）						全身塗布に必要な保湿剤の1回量
	顔・首	体（前面）	体（背面）	片腕	片脚	全身	
3〜6か月	1	1	1.5	1	1.5	8.5	4.25 g
1〜2歳	1.5	2	3	1.5	2	13.5	6.75 g
3〜5歳	1.5	3	3.5	2	3	18	9.0 g
6〜10歳	2	3.5	5	2.5	4.5	24.5	12.25 g
12歳以上	2.5	7	7	3	6	34.5	17.25 g

〔Long CC, et al. : A practical guide to topical therapy in children. Br J Dermatol 138 : 293-296, 1998〕

のは子ども本人の手ではなく，成人の手で計算します．ときどき，実際に薬を塗布される子ども本人の指の第一関節の長さや手のひらの面積で計算しようとしてしまう保護者の方がおられるため，伝え方には注意してください．

- 1 FTU の保湿剤を塗布すると，皮膚はどんな感じになる？

この「1 FTU」は，あくまで塗り薬の塗布量のめやすに用いるもので，そこまで厳密な基準ではありません．そもそも，成人の指の長さは一定ではありませんし，チューブの口径が違えば出てくる薬の量も異なるからです（表2）．最も頻用される『ヒルドイドソフト軟膏』の25 gチューブは5 mm径になっていますが，小柄な女性が「1 FTU」の長さをチューブから出した場合は「定義の約0.5 g」よりは"やや少なめ"の量になる，ということは知っておくとよいかもしれません．

表2 「1 FTU」の量の差

容器	1 FTUの量
5 g容器	0.22〜0.25 g
10 g容器	0.31〜0.34 g
25 g容器	0.45〜0.54 g
50 g容器	0.74 g
5 mm径の容器	男性：0.49 g 女性：0.43 g

そのため，単に「FTU」の説明をするだけにとどまらず，"実際に1 FTUで塗布した場合，皮膚はどんな感じになるか"もあわせて説明すると，よりわかりやすくなります．よくいわれているのは，塗布部位がテカテカと光って，ティッシュペーパーがハラリと落ちずに付着する程度」です[7]．「1 FTU」の量を実際に塗布してみると，「こんなにたくさん塗ってもよいのだろうか？」と感じることも多いため，この感覚をあらかじめ伝えておくのもよいと思われます．

保湿剤の使用量に影響するさまざまな要因とその対策

たとえば，先述のようにしっかりと十分な量の保湿剤を塗布しようとすると，塗布後の皮膚の"べたつき"が気になることがあります．この"べたつき"を軽減するために，塗布量を自己判断で減らしてしまう……といったことはよく起こりますが，こういった場合には，同じ「ヘパリン類似物質」の製剤でも"べたつき感"が少なく使用感のよい「ローション剤」や「フォーム剤」に切り換えることで塗布量を維持できる可能性があります[8,9]．乾燥する冬場は油分が多めの「クリーム剤」，汗をかきやすい夏場は使用感のよい「ローション剤」や「フォーム剤」と

用量

表3 保湿剤の代表的な包装規格

	チューブ	瓶（ボトル）
ヘパリン類似物質（ソフト軟膏）	25 g, 50 g	100 g, 500 g
白色ワセリン	25 g, 50 g, 100 g, 200 g	500 g
プロペト	100 g, 200 g	500 g

いったように，季節によって剤形を切り換えながら使ってもらう，というのもアドヒアランスの維持に役立ちます．

また，保湿剤には「チューブ」タイプのものと「瓶（ボトル）」タイプのものがあります（表3）が，<u>「チューブ」の小さな口から薬を絞り出すより，「瓶（ボトル）」から薬をすくい取るほうが，薬の消費量は明らかに多くなります</u>[10]．説明だけではなかなか必要量の塗布ができない場合には，「もっと使いやすい容器がありますよ」と容器の変更を提案してみてもよいかもしれません．薬局では，患者さんに実際の容器をみせて要望を聞きながら，200 gの保湿剤を100 gの瓶1個と25 gチューブ4本に分けて調剤する，といったこともできますので，気になる場合は一度薬剤師に相談していただければと思います．

なお，「瓶（ボトル）」タイプの保湿剤を使う際は，指を容器に直接突っ込んで薬をすくい取っていると，薬自体が細菌などに汚染されてしまうことがあります[11]．薬をすくい取るときはなるべくスプーン等を使うよう，薬局では指導を行います．

- **薬代が気になる場合は，「白色ワセリン」に切り換える方法も**

「ヘパリン類似物質」は比較的高価な薬のため，薬局で薬代に自己負担がある場合は，"節約"を目的に塗布量を減らしてしまうケースもあります．確かに「ヘパリン類似物質」は，数ある保湿剤のなかでも保湿効果の高い薬[12]ですが，これは十分な量を塗布した場合の話です．「ヘパリン類似物質」は塗布量が少なくなると保湿効果が弱まることがわかっている[4,5]ため，"節約"しながら使わなければならないような状況であれば，保湿剤を安価な「白色ワセリン」に切り換えて，値段をあまり気にせずたっぷりと使ってもらったほうが，結局のところ得られる治療効果は高くなる可能性もあります（表4）．

なお，「白色ワセリン」は「ヘパリン類似物質」よりも塗布後の"べたつき"が強いですが，通常の「白色ワセリン」よりも眼科用としても用いる製剤『プロペト』はやわらかく，塗布後の使用感もややすぐれているとされています[13]．安さと使用感を両立させたい場合には，1つの選択肢になります．

- **塗布するタイミングが負担になることもある**

保湿剤は，一般的に"お風呂上がり"に塗布するよう指示することが多いですが，この"お風呂上がり"というタイミングに強くこだわり過ぎると，服薬アドヒアランスを低下させることが

表4 「ヘパリン類似物質」と「白色ワセリン」の経済的負担

	薬　価	200 gの値段
ヘパリン類似物質	11.20〜18.70円/g（先発） 3.20〜10.90円/g（後発）	2,240〜3,740円（先発） 640〜2,180円（後発）
白色ワセリン	2.09〜2.43円/g（白色ワセリン） 2.43円/g（プロペト）	418〜486円（白色ワセリン） 486円（プロペト）

あります．特に，複数の子どもに塗布しなければならない，子どもがイヤイヤ期でなかなかいうことを聞いてくれないなどの要因があれば，塗布のタイミングは幅をもって伝えておいたほうが無難です〔☞ No.9（p.43−48）〕．

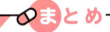
まとめ

　塗り薬は，どのくらいの量を塗布すればよいのかという"用量"の記載が添付文書にもないため，何を基準に量を設定すればよいかがむずかしい薬といえます．しかし，一般的に患者さんは「次回受診まで」の期間に，「今回処方された薬を使い切る」のが"適量"だと考えるため，その処方量がもつ意味は意外に重要です．

　保湿剤の"適量"を考えるうえでは，成人と同じように「FTU」の考え方が役に立ちますが，この「FTU」は薬を塗布される子どもではなく，薬を塗布する大人の指の長さや手のひらの面積を基準にしたものだ，という点には注意が必要です．また，子どもの場合は成長にあわせて体の各部位の大きさやその割合が変わるため，処方する保湿剤の量も頻繁に増やしていく必要があります．

　さらに，保湿剤は「塗布そのものが大変で負担になる」「保湿剤の適量がよくわからない」「FTUの考え方を伝えたが，おもに塗布に携わる母親の手が小さかった」「保湿剤を塗布したあとのべたつきが気になった」「薬の値段が高くてたっぷりと使えない」など，その塗布量が"少なくなってしまう"要因がさまざまなところにひそんでいます（図3）．これに対しては，塗布のタイミング，剤形による使用感の違い，容器の大きさや扱いやすさ，薬の値段などの観点からもアプローチする必要があります．

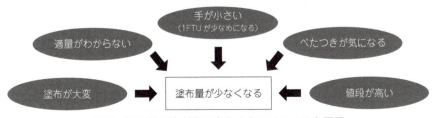
図3　保湿剤の塗布量が少なくなるいろいろな要因

用量

こうした薬の使用状況や残薬の有無，薬の使用感，製剤的な差，値段に対する印象などの情報は，薬局で非常に拾いやすいもののため，うまく情報共有・連携をしていけたら嬉しいです．

+αのコラム

「ヘパリン類似物質」と「白色ワセリン」を混合すると，"よいところ取り"ができる？

保湿効果は高いものの高額な「ヘパリン類似物質」に安価な「白色ワセリン」を混合することで，保湿効果の高さと値段の安さを両立した"よいところ取り"をした保湿剤を作れるのではないか，と考える方もおられるかもしれません．しかし，「ヘパリン類似物質」と「白色ワセリン」を混合すると，その保湿効果は明らかに低下してしまうことがわかっている[14]ため，あまりよいアイデアにはならないようです．

保護者から「自分用のヘパリン類似物質」を求められた場合は？

「ヘパリン類似物質」は，その保湿効果の高さからSNS等ではスキンケア用品・ハンドクリーム・化粧品として紹介されてしまうこともよくあります．そのため，子どもに処方された薬を保護者も使ってしまうことで，子どもの薬が不足してしまう，といったケースも多発します．

もし，特に治療の必要がない保護者から"自分用のヘパリン類似物質"の処方をお願いされた場合や，保湿剤の不足の原因に流用が強く疑われるような場合には，一度ドラッグストア等で購入できるOTC医薬品の案内をしていただければと思います．OTC医薬品にも医療用医薬品と同じ「ヘパリン類似物質」「白色ワセリン」だけの製剤が多くありますので，こちらで対応するのがよいと思われます（表5）．

表5 OTC医薬品として販売されている「ヘパリン類似物質」や「白色ワセリン」単独の製剤

成分	ブランド名	剤形
ヘパリン類似物質 (0.3%)	ヒルマイルド	H（ハンド）クリーム，クリーム，ローション，スプレー
	ピーソフテン	クリーム，スプレー，泡スプレー，αローション
	ヘパロイド	クリーム，クリームα，乳液α，ローション
白色ワセリン	日本薬局方	日本薬局方白色ワセリン
	プロペト	プロペトピュアベール
	サンホワイト	サンホワイトシルキーY-1，サンホワイト P-1

■ 引用文献

1) Lindh JD, et al.：Clinical Effectiveness of Moisturizers in Atopic Dermatitis and Related Disorders：A Systematic Review. Am J Clin Dermatol 16：341-359, 2015
2) Ma L, et al.：Prolonging Time to Flare in Pediatric Atopic Dermatitis：A Randomized, Investigator-Blinded, Controlled, Multicenter Clinical Study of a Ceramide-Containing Moisturizer. Adv Ther 34：2601-2611, 2017
3) Finlay AY, et al.："Fingertip unit" in dermatology. Lancet 2：155, 1989
4) 中村光裕，他：保湿剤の至適外用方法の検討．皮膚の科学 5：311-316，2006
5) Ueda Y, et al.：Optimal application method of a moisturizer on the basis of skin physiological functions. J Cosmet Dermatol 21：3095-3101, 2022
6) Long CC, et al.：A practical guide to topical therapy in children. Br J Dermatol 138：293-296, 1998
7) マルホ：ヒルドイドの使用量の目安．マルホ 医療関係者向けサイト，2021 https://www.maruho.co.jp/medical/articles/hirudoid/howto/guideline.html（2024/6/11 参照）
8) 仲東春香，他：皮膚外用剤の物性の違いが塗布量に与える影響に関する臨床研究：成人被験者を対象としたアンケート調査による基剤の使用感と塗布量の探索的検討．Yakugaku Zasshi 139：1313-1325，2019
9) 川島 眞，他：皮脂欠乏症患者を対象としたヘパリン類似物質含有フォーム状製剤の有効性および安全性の検討．皮膚の科学 16：356-365，2017
10) Elmas ÖF, et al.：Dermoscopic patterns of terra firma-forme dermatosis. Dermatol Online J 26：13030, 2020
11) Morse LJ, et al.：Septicemia due to Klebsiella pneumoniae originating from a hand-cream dispenser. N Engl J Med 277：472-473, 1967
12) 野澤 茜，他：保湿剤の効果に及ぼす入浴と塗布時期の関係．日本皮膚科学会雑誌 121：1421-1426，2011
13) 高谷甲波，他：白色ワセリンの使用感の改善．薬学雑誌 135：1371-1375, 2015
14) 眞部遥香，他：ヘパリン類似物質製剤の希釈に関する保湿効果の検討．薬学雑誌 137：763-766，2017

（児島悠史）

用 量

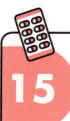

15 子どもの薬の用量，どうやって決めたらよい？

POINT
- 成人量を"半分"にすれば小児用量になる，わけではない．
- 小児用量は，身長や体重・体表面積・年齢を使って成人用量から換算することができる．
- 換算式には複数あり，式によって算出される値に差があるため，それぞれの個性を踏まえて扱う必要がある．

薬剤師にできること
☞ 各換算式の個性や薬の特徴を踏まえて，適した小児用量がどのくらいかを算出する．

仮想症例

【般】バルプロ酸ナトリウム細粒 40％ ··· 0.3 g
　　　1日2回　朝夕食後 ············· 14日分

- 3歳0か月，男児
- 身長 94 cm　体重 14.0 kg
- 併用薬 なし
- てんかん治療のため，「バルプロ酸ナトリウム」を新規処方

Q 相談内容

医師

　てんかん治療のために「バルプロ酸ナトリウム」を使いたい．副作用のリスクを抑えるため，やや少なめの用量から開始したいのだが，添付文書には「年齢・症状に応じ適宜増減する」としか記載がなく，小児用量が明記されていない．そのため，この用量が"やや少なめ"の治療用量として妥当なのか，判断がむずかしい．

15 子どもの薬の用量，どうやって決めたらよい？

A 薬剤師としての回答

「バルプロ酸ナトリウム」は，小児のてんかん治療にも用いられる薬剤ですが，その小児用量については確かに添付文書には記載がありません（図1）．「バルプロ酸ナトリウム」は，過量投与になっても過少投与になっても不都合が大きい薬のため，適切な投与量を検討することが重要になります．そこで，子どもの年齢・身長・体重などから適した小児用量を算出し，その計算結果と照らし合わせて検証する必要があります．

6．用法及び用量
〈各種てんかんおよびてんかんに伴う性格行動障害の治療，躁病および躁うつ病の躁状態の治療〉
通常1日量バルプロ酸ナトリウムとして400〜1,200 mgを1日2〜3回に分けて経口投与する．
ただし，年齢・症状に応じて適宜増減する．

図1　デパケン細粒20％／40％
〔添付文書より抜粋〕

今回の症例では"少なめ"という方針があるため，成人の1日400 mg（製剤として1 g）に該当する小児用量を各計算式によって計算してみると，製剤量として1日0.15〜0.34 gくらいの結果になります．つまり，今回の0.3 gという用量設定はこの範囲内におさまるため，"およそ妥当そう"だと判断することができます．

なお，計算結果の幅が0.15〜0.34 gであれば，"少なめ"の0.15 gのほうによせたほうがよいのではないか，と思う方もおられるかもしれません．しかし，体表面積を用いてより正確な投与量を計算できるとされる「Crawfordの式」で0.34 gと算出されていること，さらに0.15〜0.2 gと少なめの量を算出している式は，やや古く投与量が少なめになる「Youngの式」や，便利だが大雑把な概算式である「Dillingの式」などで得られた結果であることを踏まえると，0.3 gに設定するのは適切な判断だと考えることができます．

回答の根拠

🔴 小児用量が明記された添付文書は少ない

薬物治療を適切に行うためには，臨床試験で得られたデータの活用が必要不可欠ですが，子どもを対象にした臨床試験を実施するのはかなりの困難を伴います．そのため，子どもに関する臨床のデータは乏しく，添付文書にも子どもの用法・用量が明記されてないままの医薬品が非常に

用 量

たくさんあります．結果，「小児の使用経験は少ない」や「年齢・症状に応じ適宜増減する」といった表現にとどまってしまうことになり，現場で適切な投与量を考える際に非常に困る状況になっています．実際，子どもによく用いられる医薬品であっても，50.8％の添付文書で子どもに対する用法・用量が明記されていない[1]，という調査結果もあるほどです．

「バルプロ酸ナトリウム」もその1つで，子どものてんかん治療にはいろいろな場面で活用される薬であるにもかかわらず，添付文書に子どもの用法・用量は記載されていません．そのため，薬剤師は臨床試験のデータや診療ガイドラインを参照したり，あるいは必要に応じて小児用量を算出する各種の計算式を用いてその投与量を検討したりすることになります．

計算式を用いる際の注意点

ここで注意したいのが，小児用量を算出する計算式にはいくつか種類があり，それぞれ用いる変数や計算方法が異なるため，計算式を選択するかによって結果にも無視できない差が生じてくる，という点です．表1は，身長94 cm，体重14.0 kgの3歳児に対する投与量をさまざまな計算式で算出したものですが，最小は0.15 gから最大で0.34 gと，2倍以上の差があることがわかります．

表1 身長94 cm，体重14.0 kgの3歳児に対する投与量を計算した結果

(成人の投与量)	1 g
Youngの式	0.20 g
Crawfordの式	0.344 g
Augsbergerの式	0.32 g
Von Harnackの換算表	0.333 g
Dillingの式	0.15 g
Clarkの式	0.21 g

特に「バルプロ酸ナトリウム」のような抗てんかん薬は，基本的に用量依存的な薬理動態を示すため，計算式の選び方を間違えたことで過量投与・過少投与になってしまい，症状のコントロール悪化や副作用の発現といった臨床的なトラブルにつながる可能性があります．そのため，それぞれの計算式の変数や個性を把握したうえで，個々の症例に応じて適切な計算式を選択することが重要になります．

小児用量の計算に用いられる式と，その特徴

❶ Youngの式：変数＝年齢

（年齢／12＋年齢）×成人量

- 長所：古くから使われており，年齢だけで計算ができるため簡単

- 短所：2歳以上にしか使えない，投与量が少なく算出される傾向にある

❷ Crawford の式：変数＝体表面積（身長，体重）

（体表面積 /1.73）× 成人量

※体表面積＝［身長（cm）］$^{0.725}$ ×［体重（kg）］$^{0.425}$ × 71.84

- 長所：体表面積を用い，より正確な投与量を算出できる
- 短所：体表面積を算出するのが面倒

❸ Augsberger の式：変数＝年齢

（小児の年齢 × 4 ＋ 20）/100 × 成人量

- 長所：計算は簡単だが，体表面積で算出する投与量によく近似する
- 短所：年齢に対して直線的に投与量が増加するため，新生児や乳幼児では投与量が多く算出される．そのため，特に1歳未満では別の式［（体重 kg × 1.5 ＋ 10）/100 × 成人量］を用いる必要がある

❹ Von Harnack の換算表

成人を「1」としたときの投与量

未熟児：1/10，新生児：1/8，3か月：1/6，6か月：1/5，1歳：1/4，3歳：1/3，7歳半：1/2，12歳：2/3

- 長所：計算が簡単で便利（特に1歳未満では有用）
- 短所：大雑把な計算になる

❺ Dilling の式：変数＝年齢

（年齢 /20）× 成人量

- 長所：計算が簡単で便利
- 短所：大雑把な計算になる

❻ Clark の式（※ 150 ポンドを 68 kg に換算）：変数＝体重

（体重 kg / 68）× 成人量

- 長所：計算が比較的簡単
- 短所：2歳以上にしか使えない，日本の成人の平均体重は 68 kg でよいのか議論がある

なお，これら各種計算式でどのくらいの違いが生じるか，日本の0〜12歳男児の平均身長・体重で投与量を算出したグラフが図2になります．小児用量の算出に最もよく用いられている「③ Augsberger」は，体表面積を用いて算出する「② Crawford」とよく近似していることが

用 量

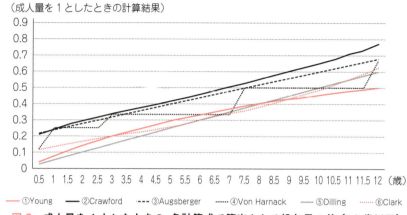

図2 成人量を1としたときの，各計算式で算出される投与量の差（12歳以下）

わかります．一方，「① Young」はこれに比べて投与量が少なめに算出される傾向にありますが，「⑤ Dilling」や「⑥ Clark」もこれに近い挙動をしていることがわかります．また，「④ Von Harnack」は簡単な換算としては非常によく設計されていることがわかりますが，切り換えのタイミングには注意が必要そうです．

1歳未満の小児の場合は，特に計算式によって値にばらつきが大きくなるため注意が必要です．たとえば，0歳1か月（身長53.5 cm，体重4.3 kg）の男児に対する投与量を計算すると，計算式によって50倍の差が生じてしまうことになります（表2）．

表2 0歳1か月，身長53.5 cm，体重4.3 kgの男児に対する投与量を計算した結果

（成人の投与量）	1 g
Youngの式	0.007 g
Crawfordの式	0.14 g
Augsbergerの式	0.20 g
Von Harnackの換算表	0.13 g
Dillingの式	0.004 g
Clarkの式	0.006 g

0歳0か月～1歳0か月までの男児の平均身長・体重で，各計算式を用いて投与量を算出したもの（図3）を見てみると，変数が年齢だけだったり，式が単純だったりする「① Young」や「⑤ Dilling」，「⑥ Clark」では非現実的な値になってしまうことがわかります．また，1歳以上では比較的適切な値を算出していた「③ Augsberger」でも，6か月未満まではほかの式に比べてかなり大きめの値となるため，安易にこの式を選択すると過量投与になってしまうおそれがあります．

15 子どもの薬の用量，どうやって決めたらよい？

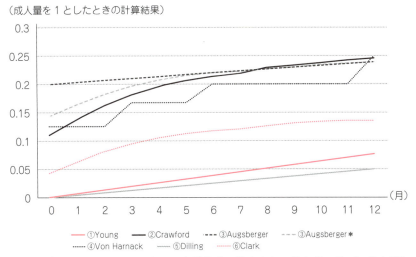

図3 成人量を1としたときの，各計算式で算出される投与量の差（1歳未満）

　このことから，1歳未満の小児用量を計算するために「③ Augsberger」を用いる場合は，体重を反映させた別の式［(体重kg×1.5+10)/100×成人量］を用いる必要があります（※この別式で算出すると，元の式よりも過量になる傾向が抑えられている➡図3の③ Augsberger＊）．

　もう1つ注目してもらいたいのは，1歳以上ではやや"大雑把"だった「④ Von Harnack」ですが，1歳未満では新生児，3か月，6か月，1歳と細かく年齢設定していることから，比較的よくその投与量変化を反映している，という点です．ほかの計算式が苦手とする1歳未満の投与量算出には役立つ場面があるため，覚えておくと便利です．

まとめ

　ときどき，「大人の薬を半分にすれば子どもに使える」と考えている方がおられますが，薬はそんなに単純なものではありません．確かに，薬のなかには小児用量が成人用量のちょうど"半分"になっているものもありますが，これはすべての薬にあてはめられる法則ではありません．

　小児用量は，成人用量から「身長」「体重」「体表面積」「年齢」などを用いて換算することができます．その換算式にはいくつか種類がありますが，一般的には「体表面積」に基づいた算出方法「② Crawford」がすぐれている，とされています．しかし，体表面積の計算は面倒なため，これによく近似する「③ Augsberger」が広く用いられています．

　ただ，0～1歳の投与量を計算する場合，この「③ Augsberger」を用いると"過量"になってしまうおそれがあるため，体重を変数にした別式を使う必要があります．その点，新生児・3か月・6か月・1歳で細かく年齢設定している換算表「④ Von Harnack」は簡単で実用的です（表3）．

用量

表3 計算式に用いられる変数と運用上のポイント

計算式	変数	ポイント
① Young の式	年齢	
② Crawford の式	体表面積（身長, 体重）	算出方法として最もすぐれる
③ Augsberger の式	年齢	体表面積の式によく近似する（1歳未満では別式が必要）
④ Von Harnack の換算表	-	1歳未満で特に便利
⑤ Dilling の式	年齢	
⑥ Clark の式	体重	

　なお，これらの式があれば小児の投与量算出はすべて問題なくできるかというと，そういうわけでもありません．一部の薬は，成長・発達過程にある子どもにおいて特有の体内動態や感受性の影響を受けることがあるからです．次項では，この子ども特有の影響を受ける具体的な薬剤を例に，特に注意が必要なケースを紹介します．

■ 引用文献
1) 荒牧英治, 他：小児頻用医薬品に関する医薬品添付文書における記載状況の調査. 医療情報学 38：337-348, 2018

（児島悠史）

用量

16 子どもの薬の投与量,「体重」にだけ気をつけていればよい？

POINT

- 子どもでは，年齢によって代謝酵素 CYP の発達が大きく変わる．
- この代謝酵素 CYP の発達・活性によって，薬の効果・副作用も影響を受ける可能性がある．

薬剤師にできること

☞ 代謝酵素 CYP の影響を受ける薬があれば，薬学的なアセスメントのもと薬物支援にあたることができる．

仮想症例

【般】カルバマゼピン細粒 50％ … 0.3 g
　　　1 日 2 回　朝夕食後 …… 14 日分

- 3 歳 0 か月，男児
- 身長 94 cm，体重 14.0 kg
- 併用薬 なし
- てんかん治療のため，「カルバマゼピン」を処方

Q 相談内容

医師　抗てんかん薬の「カルバマゼピン」について，子どもの体重を踏まえて投与量を考えてみた．安全かつ有効な薬物治療を行ううえで，子どもの投与量を考えるにはこれで十分だろうか．他に何か考えられること，気をつけたほうがよいことがあれば教えてほしい．

用 量

薬剤師としての回答

子どもの薬物治療では，確かに「体重」は投与量を決める大きな要素になりますが，投与量を慎重に決定する必要がある薬の場合，体重の考慮だけでは十分ではないこともあります．たとえば代謝酵素シトクロム P450（CYP）の発現と活性は，子どもの成長とともに大きく変化するため，その影響を考慮して判断する必要があります．日本人で個人差の大きい CYP については，特に注意が必要です．

回答の根拠

ヒトに存在する CYP と薬物代謝に関与する CYP

CYP は肝臓に存在する主要な薬物代謝酵素であり，さまざまな薬の代謝を触媒しています．通常，CYP の働きが阻害されると，薬の代謝が遅れて薬の血中濃度が上昇するため副作用が生じやすくなりますが，CYP の働きによって活性代謝物を生成する薬の場合は逆に薬効が十分に得られなくなることになります．このように，CYP の働きは薬の効果や副作用に大きくかかわっており，薬物治療において非常に重要です．

ヒトには約 50 種類の CYP が存在するとわかっています（図 1）が，薬物治療において特に注意が必要なのは，薬物代謝に大きくかかわっている「CYP3A4」や「CYP2D6」といったものがあげられます[1]．「カルバマゼピン」はこのうち「CYP3A4」で代謝されるため，「CYP3A4」の発現・活性を考慮する必要があります．

CYP 活性の変化

さまざまな代謝酵素の年齢依存性の発達が明らかになりつつあります．たとえば，「CYP3A7」は胎児の時期に血液胎盤関門を通過して到達してくる薬物等を代謝するのがおもな役割のため，

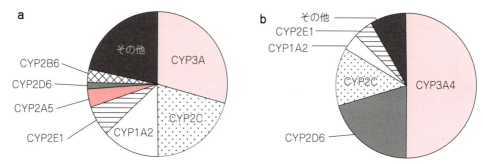

図 1　ヒトに存在する CYP（a）と薬物代謝にかかわる CYP（b）
〔中島美紀：特集　テーラーメイド医療と臨床検査：CYP の遺伝子多型とその解析．臨床検査 46：31-37, 2002〕

16 子どもの薬の投与量，「体重」にだけ気をつけていればよい？

表1　子どもにおける薬物代謝酵素の発現

酵素	特　徴	おもな基質薬
CYP1A2	出生時には活性がほとんどないですが，1〜3か月から発現がはじまり，4〜5か月に成人値となります	テオフィリン，カフェイン
CYP2C9	出生時には活性が低いですが，生後急速に活性が増加し，生後5か月頃までに半数の子どもでは成人値となります	フェニトイン，ワルファリンカリウム，ジクロフェナクナトリウム
CYP2C19	出生時には活性が低いですが，生後5か月以上かけてゆるやかに発現量が増加します	ジアゼパム，ランソプラゾール，セルトラリン
CYP2D6	出生時にはほとんど活性がなく，生後2週間までは低いですが，3週目以降は遺伝子に応じて活性が発達し，遺伝子多型による活性の差異が明瞭となります．10歳までに成人価に達するといわれています	コデインリン酸塩，リスペリドン，ジフェンヒドラミン
CYP3A4	出生時には発現量が低いですが，生後1〜2年かけてゆっくりと成人値まで増加します	フェンタニル，カルバマゼピン，ミダゾラム
CYP3A7	胎生早期から発現しますが，生後まもなく発現量が減少し，生後1年までにはほとんど消失します	

出生時には非常に多くが発現していますが，出生後はすぐに消失していきます．「CYP2E」や「CYP2D6」は出生直後に発現しはじめ，「CYP3A4」も出生後1週間後くらいから増えていきます．一方，「CYP1A2」の活性が現れるのは遅く，生後1〜3か月程度たたないと発現してきません（表1）[2]．

このように，子どもの薬の投与量を考える際には年齢によって変わるCYPの発現も考慮し，過量投与や過少投与にならないように注意する必要があります．本症例においては，「カルバマゼピン」の作用に大きく関係する「CYP3A4」は，3歳時点でおよそ発現していると考えて対応するのが妥当です．

💊 CYPに影響を与える要因

代謝酵素CYPの活性は，さまざまな要因によって影響を受けます．特に，遺伝子多型による個人差や他の薬による誘導や阻害は薬物治療に大きく影響するため，個々に注意する必要があります．

● 酵素誘導・酵素阻害

薬には，CYPの活性を誘導（増加）させたり阻害（減少）させたりする作用をもつものがあります（表2）．そのため，これらの薬を使っている場合にはCYPによる影響が大きく変化する可能性があります．このとき，薬がどのCYPを誘導・阻害するかは添付文書などでも確認ができますが，実際の薬物治療への影響を考えるにはその誘導・阻害がどのくらい強力かもあわせて考える必要があります．さらに，このCYP阻害にも競合阻害・非競合阻害・不可逆阻害の3種

用量

表2 代表的な CYP の阻害薬・誘導薬

	代表的な阻害薬	代表的な誘導薬
CYP1A2	フルボキサミン メキシレチン	オメプラゾール カルバマゼピン フェニトイン
CYP2C9	アミオダロン フルコナゾール	リファンピシン リトナビル
CYP2C19	オメプラゾール フルボキサミン チクロピジン	リファンピシン フェノバルビタール
CYP2D6	パロキセチン ハロペリドール シメチジン アミオダロン	
CYP2E1	アセトアミノフェン	エタノール
CYP3A4	ベラパミル シメチジン シクロスポリン アゾール系抗真菌薬 マクロライド系抗菌薬	リファンピシン フェノバルビタール フェニトイン

類があり，その影響がどのくらい持続するかも変わってくるため，個々の症例において併用薬やその投与量・投与期間などの確認も重要になります．

● **遺伝子多型**

　一般に，ある集団に1％以上の頻度で認められる遺伝子変異のことを遺伝子多型（polymorphism）とよびます．CYP は酵素活性（代謝能）の高い順に ultra-rapid metabolizer（UM），extensive metabolizer（EM，通常の代謝能に相当），intermediate metabolizer（IM），poor metabolizer（PM）に分類されますが，<u>子どもの薬物療法においては「CYP2C9」「CYP2C19」「CYP2D6」に特に注意が必要</u>です．

　たとえば，「リン酸コデイン」は「CYP2D6」の働きでモルヒネに代謝されますが，「CYP2D6」の UM ではこのモルヒネの血中濃度が通常の 20〜80 倍になることがわかっています[3]．日本でも 2019 年から「リン酸コデイン」の子どもへの投与が禁忌に指定されましたが，こうした遺伝子多型によるモルヒネ中毒のリスクなどを考慮したものです．

まとめ

　子どもの薬物治療ではデータが少ないこともあり，適切な投与量を決めるのはむずかしいですが，たとえば成長に応じて代謝酵素の発現が変わることを知っておくだけでも，どんな場面でどういった薬に注意が必要か，特にハイリスクな状況をある程度拾いあげることができるようになります．そこでは，薬剤師が日々の業務で得ている併用薬などの情報が重要な判断材料になるこ

とも少なくありません．より安全で効果的な薬物治療を行うためには，こうした薬に関する情報の一元管理と，その情報を上手に活用していくことが必要不可欠なため，うまく多職種で連携をとっていけたらと思います．

+αのコラム

薬の有効性・安全性に影響する要素

薬の有効性や安全性は，体重や代謝酵素のほかにも筋肉量や胃内pH，胆汁分泌能，腸内細菌叢，血中アルブミン量などによっても左右されますが，これらの要素も成人と子どもでは大きく異なります．そのため，特定の条件で有効性や安全性が著しく損なわれるような特性をもつ薬の場合は，その条件にあてはまってしまうことがないかどうかを慎重に確認する必要があります．

体重

代謝酵素 CYP

筋肉量

胃内 pH

アルブミン結合率

胆汁分泌能

腸内細菌叢

■ 引用文献
1) 中島美紀：特集　テーラーメイド医療と臨床検査：CYPの遺伝子多型とその解析．臨床検査 46：31-37，2002
2) Abduljalil K, et al.：Changes in individual drug-independent system parameters during virtual paediatric pharmacokinetic trials：introducing time-varying physiology into a paediatric PBPK model. AAPS J 16：568-576, 2014
3) Gasche Y, et al.：Codeine intoxication associated with ultrarapid CYP2D6 metabolism. N Engl J Med 351：2827-2831, 2004

（安福功一）

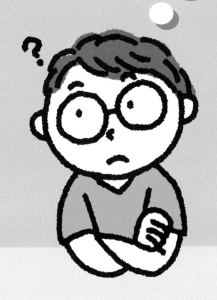

製 剤

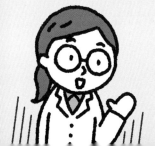

こんな種類がありますよ

製 剤

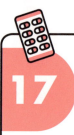

17 錠剤が大きくて飲みづらそうなので，半分に割ってもよいか？

POINT

- 小児用の錠剤は，半分に割っても問題ないものが多い．
- 半分に割ると設計どおりに溶出・吸収されなくなってしまう錠剤もある．
- 半分に割ると"苦味"が現れ，余計に飲みづらくなってしまう錠剤もある．

薬剤師にできること

☞ 「半分に割る」という工夫を加えてよい錠剤かどうかを確認し，OK を出したり代替案を提示したりできる．

仮想症例

テオドール錠 100 mg ……… 2 錠（一般名：テオフィリン）
ムコダイン錠 250 mg ……… 2 錠（一般名：L‒カルボシステイン）
1 日 2 回　朝食後・就寝前 … 14 日分

- 9 歳 2 か月，男児
- 身長 132.0 cm　体重 30.8 kg
- 併用薬 なし
- 気管支喘息の治療

Q 相談内容

看護師

9 歳の子どもの喘息治療に「テオフィリン」と「カルボシステイン」が処方されている．錠剤を服用できる子どもであること，粉薬では薬のかさが大きくなることから錠剤で処方されていたが，今回は服薬にやや難航しているとのこと．そこで，これらの錠剤を半分に割って飲ませてもよいだろうか．

94

A 薬剤師としての回答

『テオドール錠 100 mg』のような徐放性製剤は，錠剤を割ったり砕いたりすると薬に施された"徐放性"のシステムが壊れてしまい，溶出スピードがきちんと制御できなくなってしまうおそれがあります．そのため，基本的に徐放性製剤は割ったり砕いたりといった加工を控える必要がありますが，『テオドール錠 100 mg』に関しては，例外的に"割線で二分割する"ことは可能[1]です（図 1）．もし錠剤が大きくて飲みづらいという場合には，錠剤にある割線に沿って半分に割って服用してみてください．ただし，それ以上に細かく割ったり，あるいは噛み砕いたり粉々に砕いたりするのは避けてください．

14．適用上の注意
14.1　薬剤交付時の注意
14.1.1　本剤は徐放性製剤なので，かまずに服用するよう指導すること．
14.1.2　水とともに経口投与するよう指導すること．
14.1.3　本剤を飲みにくい場合には，割線で 2 分して服用するよう指導すること．

図 1　テオドール錠 100 mg，テオドール錠 200 mg 錠の添付文書

一方，『ムコダイン錠 250 mg』に特別な製剤設計は施されていないため，半分に割ったり砕いたりしてもらっても薬学的には問題ありません．ただ，本来はコーティングに覆われている錠剤の中身が露出することになるので，有効成分そのものの苦味や酸味を感じやすくなる，という点には注意してください．

回答の根拠

💊「半分に割る」「細かく砕く」が適さない錠剤

　錠剤が大きくて飲みづらいとき，「半分に割る」あるいは「細かく砕く」という加工をして飲ませようと考える方は多いですが，これは必ずしもよいアイデアになるとは限りません．錠剤のなかには，こうした加工によって本来の有効性・安全性，あるいは服薬のしやすさが失われてしまうものもあるからです（図 2）．

　たとえばパロキセチン製剤の『パキシル CR 錠』は，錠剤から有効成分が徐々に溶けだし，適切なスピードで吸収されるように設計された「徐放錠」になっていますが，錠剤を割ったり砕いたりするとこの"徐放性"を担う設計が失われてしまいます．その結果，血中濃度の急上昇や半減期の短縮，つまり中毒症状を起こしたり，途中で効果が切れてしまったりといった事態を招くことになります．

🗒 製剤

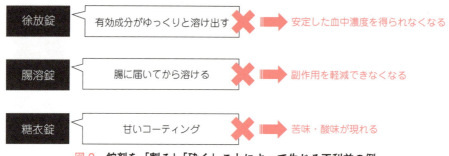

図2 錠剤を「割る」「砕く」ことによって生じる不利益の例

　あるいはアスピリン製剤の『バイアスピリン錠』やサラゾスルファピリジン製剤の『アザルフィジン EN 錠』は，消化器系の副作用を軽減する目的で，錠剤が胃ではなく腸に届いてから溶けるようにコーティングされた「腸溶錠」です．この錠剤を割ったり砕いたりするとコーティングが破壊されてしまうため，胃で有効成分が溶け出し，副作用を軽減することはできなくなります．

　また，ビタミンB製剤の『アリナミンF糖衣錠』は，有効成分の苦味をマスクするために甘いコーティングが施されていますが，もし錠剤を割ったり砕いたりすると中身が露出するため，有効成分本来の強い苦味と酸味が現れることになります．

　このように，不用意に錠剤を割ったり砕いたりすると，その薬本来の性能が失われ，中毒症状・効果減弱・服薬アドヒアランス低下といったさまざまなトラブルを起こす原因になります．実際，こうした徐放性製剤を粉砕して投与してしまったことによる事故の報告は，現在も少なくありません[2]．錠剤に手を加えても大丈夫かどうかは，その錠剤にどんな製剤加工が施されているかによって異なるため，見た目や有効成分・薬効分類にかかわらず，必ず個別に確認しなければなりません．

💊『テオドール錠 100 mg』に施された"徐放システム"

　『テオドール錠 100 mg』も「徐放錠」の1つで，有効成分である「テオフィリン」がすぐに放出される「速放性部分」と，徐々に溶けだす「徐放性顆粒（ペレット）」を混合して打錠した特殊な錠剤になっています（錠剤の表面にみえる斑点は，このペレットです）．そのため，錠剤を噛み砕いたり細かく粉末状にしたり等の加工をするとこの「徐放性顆粒（ペレット）」が破壊されてしまい，本来はゆっくりと放出されるはずの有効成分がすぐに溶け出すようになります．つまり，薬の血中濃度が必要以上に速く上昇して中毒を起こしたり，すぐに放出が終わって薬の効果が速く切れてしまったりすることになります．

　一方で，この錠剤には「割線」があり（図3），半分に割ることができるようになっています[1]．これは，錠剤を割線に沿って半分に割ったとしても，「速放性部分」と「徐放性顆粒（ペレット）」がちょうど半分ずつになるように設計されている（均一性試験などで確認されている）からです．そのため，一般的な徐放錠とは違い，"割線に沿って半分に割る"という加工をしても，錠剤の

17 錠剤が大きくて飲みづらそうなので，半分に割ってもよいか？

販売名	テオドール錠 100 mg	テオドール錠 200 mg
性状・剤形	白色・表面が不定形の斑点状を呈する割線入りの徐放性錠剤	白色・表面が不定形の斑点状を呈する割線入りの徐放性錠剤
外形	THEO-DUR 100	THEO-DUR 200
規格	直径(mm) 9.6／厚さ(mm) 3.9／重量(mg) 300	長径(mm) 12.4／短径(mm) 6.9／厚さ中心値(mm) 5.9／重量(mg) 420
識別コード	THEO-DUR100	THEO-DUR200

図3 テオドール錠 100 mg，200 mg の性状
〔添付文書より抜粋〕

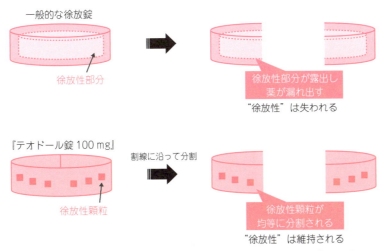

図4 『テオドール錠 100 mg』を割線に沿って分割しても「徐放性」が維持される理由

「徐放性」は維持することができます（図4）．

ただし，割線に沿わない方法で割ったり，さらに細かく割ったり……といった加工を行った場合，「速放性部分」と「徐放性顆粒（ペレット）」が均一に分かれる保証はありません．また，錠剤を粉々にすると「徐放性顆粒（ペレット）」が破壊され，徐放性が失われてしまうことになります．可能なのは，あくまで"割線に沿って二分割"に限ります．

なお，同じ「テオフィリン」の徐放製剤でも『テオドール錠 50 mg』には錠剤に割線が存在せず，二分割することもできません[3]．これは，錠剤に施された徐放システムが全く異なるからです．このように，同じ薬であっても"規格"によって製剤設計が全く異なるものもある，という点には注意が必要です．

📕 製　剤

販売名	フルイトラン錠 1 mg	フルイトラン錠 2 mg
性状・剤形	白色の花形の錠剤である．	淡赤色の花形の錠剤である．
外形　表面	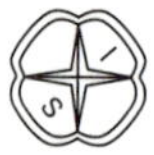	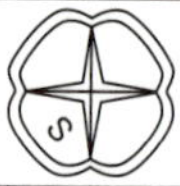
裏面	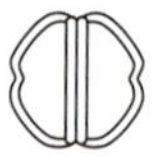	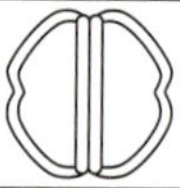
側面	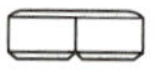	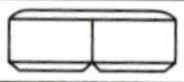
大きさ	直径　約 6.5 mm 厚さ　約 2.4 mm	直径　約 8.0 mm 厚さ　約 2.5 mm
質量	約 0.10 g	約 0.15 g
識別コード	S 1	S

図5　『フルイトラン錠』の線は，割線ではなく"花形の錠剤"のデザイン
〔添付文書より抜粋〕

※錠剤にある"線"は，すべてが「割線」というわけでもない

　なお，錠剤に"線"があるからといって，それがすべて均一性試験を経た「割線」とは限りません．添付文書の性状に「割線」と記載されていないものは，一見すると「割線」のようにみえても，製剤学的には"単なるデザインの線"という扱いになるからです（図5）．こういった錠剤の場合，そのデザインの線に沿って分割したとしても，有効成分が均一に分かれる保証はありません．そのため，厳密にいえば分割はしない方がよいことになりますが，"その程度の誤差であれば十分に許容できる"場合には，これを承知のうえで分割することもあります．

💊『ムコダイン錠 250 mg』に施された"フィルムコーティング"

　一方，『ムコダイン錠 250 mg』は徐放錠や腸溶錠ではないため，半分に割って服用しても薬学的な問題は発生しません．しかし，有効成分に酸味がある[4]ため，その味を隠す目的で「フィ

販売名	ムコダイン錠 250 mg	ムコダイン錠 500 mg
剤形	フィルムコーティング錠	フィルムコーティング錠
色調	白色	白色
外形	KP 256 直径：8.6 mm 厚さ：4.5 mm 質量：約 280 mg	KP 777 長径：15.1 mm 短径：6.6 mm 厚さ：5.7 mm 質量：約 561 mg
識別コード	KP-256	KP-777

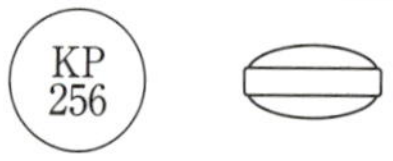

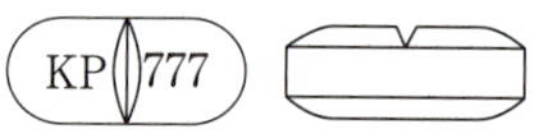

図6　『ムコダイン錠』の性状
〔添付文書より抜粋〕

ルムコーティング」が施された錠剤になっています（図6）．錠剤を半分に割った場合，断面部は有効成分が露出することになりますが，これによって有効成分そのものの酸味を感じることになる可能性があります．大した酸味ではありませんが，知らずに服用すると子どもがびっくりして服薬を嫌がるようになってしまうこともあるため，事前に丁寧な説明をしておく必要があります．

「錠剤」の服用がむずかしい場合の代替案

「錠剤」のままで服用することがどうしてもむずかしい場合，前述のように「半分に割る」ことも選択肢の1つですが，他にもいろいろと方法はあります．たとえば，子どもによく用いられる薬であれば，ほとんどの場合は「顆粒」や「ドライシロップ」といった粉末状の剤形も存在するため，こうした粉薬に戻すのも1つの方法です．ただし，この場合は"服用すべき薬の体積"は大きくなること，また場合によっては"薬の値段"も高額になる可能性があることに注意が必要です．

あるいは「OD錠」のように，口の中でさっと溶けてしまう「口腔内崩壊錠」を活用するという方法もあります．「口腔内崩壊錠」は，口の中に入れるとラムネ菓子のようにすぐに溶けて液体状になるため，"錠剤のままで飲み込む"必要がなく，子どもにとっても非常に服用しやすい剤形です．ただし，溶けた際に薬の味を感じやすいほか，「口腔内崩壊錠」は通常の錠剤に比べてサイズがやや大きくなりがちなため，きちんと説明しないと「ただでさえ飲み込むのが大変なのに，さらに錠剤が大きくなった」と思われてしまうことになりますので，注意してください（表1）．

表1　「普通錠」と「口腔内崩壊錠」の大きさ

	普通錠	口腔内崩壊錠
アレロック 2.5 mg	直径 6.1 mm，厚さ 3.0 mm	直径 7.5 mm，厚さ 2.9 mm
タリオン 5 mg	直径 6.1 mm，厚さ 2.7 mm	直径 7.0 mm，厚さ 3.55 mm
クラリチン 10 mg	直径 6.5 mm，厚さ 2.6 mm	直径 12.5 mm，厚さ 2.4 mm
エビリファイ 3 mg	直径 6.0 mm，厚さ 2.5 mm	直径 10.0 mm，厚さ 3.0 mm
ジェイゾロフト 50 mg	直径 7.0 mm，厚さ 3.5 mm	直径 10.0 mm，厚さ 4.7 mm

まとめ

子どもが「錠剤」を服用しようとした際，最大のハードルとなるのが「大きさ」です．直径3 mmくらいの大きさであれば，2～3歳児の半数，5歳児の8割以上が服用できるとされている[5]ため，手を加えても問題のない錠剤であれば，二分割や四分割くらいに割ってから服用するというのもよい案になります．なお，「割線」のある錠剤の場合は，スプーンの裏面を使って簡単に半分に割ることができます（図7）．包丁やハサミを使う必要はないので，覚えておくと便利です．

🍼 製 剤

　なお，子どもから丁寧に話を聞いてみると，錠剤を嫌がる理由は「大きさ」ではなく，「錠剤が口腔に貼りついて飲みづらい」というケースもよくあります．この場合は，薬を服用する前に水を一口飲んで口の中を潤しておくだけでも，飲みづらさはかなり軽減されるはずです．「錠剤を飲みづらい」といわれたときは，思い込みで対処せず，まずは「どうして飲みづらいと感じるのか」を聞き取ることが大切です．

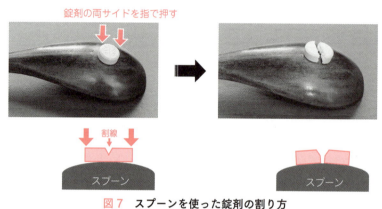

図7　スプーンを使った錠剤の割り方

■ 引用文献

1) 田辺三菱製薬：テオドール錠（100 mg，200 mg）添付文書．https://medical.mt-pharma.co.jp/di/file/dc/tod_g.pdf（2024/6/3 参照）
2) 日本医療機能評価機構：徐放性製剤の粉砕投与．医療安全情報 No.158，2020
3) 田辺三菱製薬：テオドール錠（50 mg，顆粒）添付文書．https://medical.mt-pharma.co.jp/di/file/dc/tod_f.pdf（2024/6/3 参照）
4) キョーリン製薬：ムコダイン錠　添付文書．https://www.kyorin-pharm.co.jp/prodinfo/medicine/pdf/a_mucod.pdf（2024/6/3 参照）
5) Thomson SA, et al.：Minitablets：new modality to deliver medicines to preschool-aged children. Pediatrics 123：e235-238, 2009

（児島悠史）

製 剤

18 「てんかん」の薬，ジェネリック医薬品に変えても大丈夫？

POINT

- ジェネリック医薬品は，「生物学的同等性試験」で先発医薬品と同等のバイオアベイラビリティが確認されている．
- てんかん治療においては，途中でメーカー変更することが，コントロールの悪化につながるおそれがある．
- 後発医薬品への変更に限らず，先発医薬品の剤形変更でも同様の注意は必要．

薬剤師にできること

☞ 「てんかん」治療という特殊な事例において何に注意すべきか，切り換えを検討できるのはどんな場面か，といったことを情報提供できる．

仮想症例

【般】バルプロ酸ナトリウム細粒 20% ‥‥‥ 1.12 g
　　　イーケプラ　ドライシロップ 50% ‥‥ 1.0 g（一般名：レベチラセタム）
　　　1日2回　朝夕食後 ‥‥‥‥‥‥‥‥ 28日分

- 5歳8か月，男児
- 身長 112.5 cm　体重 20.0 kg
- 併用薬 なし
- てんかん治療を安定して継続中

相談内容

医師

　ここ1年ほど，てんかん発作も起こすことなく安定して治療できているお子さんなのだが，6歳になると医療費に自己負担が発生することから，そろそろジェネリック医薬品への切り換えを検討したい，と相談された．ジェネリック医薬品に変更したことで，治療に影響が出ないかどうか心配だが，確かに薬代

製 剤

が負担になってしまうのも問題だと思っている．どういったことに注意すればよいだろうか．

薬剤師としての回答

　ジェネリック医薬品は，そもそも先発医薬品との「生物学的同等性試験」をクリアして承認されているもののため，先発医薬品と同等の有効性・安全性を期待できるものとして考えていただいて大丈夫です．ただ，この"同等"というのは，血中濃度の推移が同等性の範囲に収まることをいいますが，特にてんかん治療においては，この範囲内に収まるばらつきでも治療に影響してしまう可能性が指摘されています．そのため診療ガイドラインでも，安定している患者さんの薬をジェネリック医薬品に切り換えることは，"しない"よう推奨されています．

　ただし，これはジェネリック医薬品の品質に問題があるからではなく，安定して治療できている薬を変更すること自体にリスクがある，というのが理由のため，ジェネリック医薬品から先発医薬品への変更，あるいはジェネリック医薬品同士の変更，場合によっては先発医薬品の剤形変更時にも注意する必要があります．

　なお，「レベチラセタム」のドライシロップ製剤は，ジェネリック医薬品に変更することで145.60円/gから69.20円/gと半分以下の値段に抑えることができ，28日分では2,140円ほどの差，3割負担では640円ほどの違いが出てきます．今後，体重が増えてくるとこの差も大きくなっていくため，これが負担になる場合はどこかのタイミングで切り換えを考えたほうがよさそうです．たとえば，発作なく2年間を過ごせたことが確認できたら，そこで再発リスク自体がそこまで高くないと判断して切り換えに挑戦してみる等，ご家族の方にとっても納得のいくタイミングを探すのがよいかもしれません．

回答の根拠

ジェネリック医薬品の「生物学的同等性試験」

　ジェネリック医薬品は，先発医薬品と同じ有効成分を同じ量だけ含み，同じ有効性・安全性を発揮する薬として扱われていますが，その根拠となるのが「生物学的同等性試験」です．「生物学的同等性試験」は，平たくいうと，薬の有効成分が血液中に吸収されたり，血液中から代謝・排泄されていったりするスピードや量が同等であることを確認する試験です（図1）．ジェネリッ

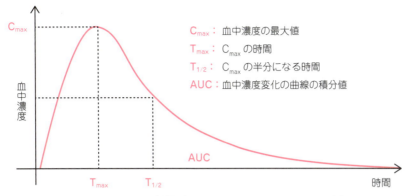

図1　生物学的同等性試験で用いられるパラメータの例

ク医薬品は，この<u>生物学的同等性試験</u>をクリアしなければ承認されないため，いま日本で用いられているジェネリック医薬品はすべて，先発医薬品と同じように吸収・代謝される薬だ，といえます．そのため，先発医薬品とジェネリック医薬品で，薬として性能に何らかの差があるということはありません．

　この「生物学的同等性試験」は，先発医薬品とジェネリック医薬品の血中濃度の推移の比の信頼区間が±20％（対数変換を行う場合は80～125％）内にあれば合格，とするものです．これは，効果に最大20％の差があるという意味ではなく，血中濃度の推移のばらつきが20％の範囲に収まる，という意味です．一般的に，この程度のばらつきであれば薬としての有効性や安全性には差がなく同等のものとして扱えるからですが，日本で用いられているジェネリック医薬品930品目の同等性を検証した試験では，実際のばらつきはC_{max}で4.6％，AUCで3.9％程度[1]と，そのばらつき幅は非常に小さかったことも確認されています．つまり，日本のジェネリック医薬品は先発医薬品と同じように扱っても基本的に問題はない，と考えることができます．

てんかん治療という特殊な状況における「ジェネリック医薬品」の立ち位置

　前述のように，日本のジェネリック医薬品は先発医薬品と生物学的同等性が確認されているうえに，AUCやC_{max}のばらつきも非常に少ないことがわかっていますが，「てんかん」の治療においては，少し異なる意識で扱う必要があります．というのも，海外では，てんかん治療に用いていた薬のメーカー変更が，てんかん発作とは関連しないという報告[2]も，関連するという報告[3,4]も両方あり，安全性を優先するとジェネリック医薬品への変更はしづらい状況だからです．このことから日本でも，<u>安定して治療できている患者さんの薬をジェネリック医薬品へ変更することは，診療ガイドラインでも「しない」ことが推奨されています</u>[5]．

　ではなぜ"同等性"が確認されているのに治療に影響するのか，というと，抗てんかん薬は他の薬に比べると，薬物血中濃度の治療域が狭く，少しの血中濃度変化でも病状のコントロールに影響するものが多い傾向にあります．そのため，"生物学的同等性の範囲内に収まる程度のばらつ

🔲 製 剤

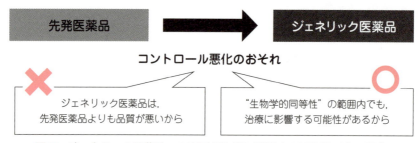

図2 ジェネリック医薬品への変更が治療に影響する可能性がある理由

き"であっても治療に影響する可能性がある，という点が指摘されています[6]．
　ここで注意が必要なのは，こうした問題が起こるのは，ジェネリック医薬品の品質が劣ることが原因というわけではない，という点です（図2）．最初からジェネリック医薬品で治療を試みることには特に問題はありませんし，ジェネリック医薬品への変更時に限らず，ジェネリック医薬品から先発医薬品へもどすときや，ジェネリック医薬品同士のメーカー変更の際にも，同様の注意が必要です．

● 先発医薬品の剤形変更にも，同様の注意が必要
　もう1つ押さえておきたいのは，先発医薬品に「OD錠」などの剤形が追加販売される際にも，同じように「生物学的同等性試験」が行われている，という点です（図3）．"生物学的同等性の範囲内に収まる程度のばらつき"による悪影響を考慮するのであれば，ジェネリック医薬品が全く関与しない，こうした先発医薬品の剤形変更時にも同様の注意をする必要がある，ということになります．ジェネリック医薬品だけの問題だと認識していると，こうした機会に注意が漏れてしまうため，注意してください．

💊 ジェネリック医薬品への切り換えを検討できるタイミング

　では，一度使いはじめた抗てんかん薬は，ジェネリック医薬品への変更が全くできないのかというと，そういうわけでもありません．たとえば，子どものてんかん治療では，いま用いている薬をそのまま成人になってからもずっと使い続けるわけではありません．成人になるとドライシロップ剤のような粉薬では，服薬すべき薬の体積が大きくなってしまうため，どこかのタイミングで錠剤等に切り換える必要があるからです．そのため，錠剤への切り換えにあわせてジェネリック医薬品に変更する，というのは一つよいタイミングになります．
　また，女児が催奇形性の高い「バルプロ酸」を服用している場合，妊娠を考える成人期に移行するまでの間に別の薬へ変更しておくことが望ましいと考えられます．その際は，受験や就学，就職などの重要なライフイベントとは重ならないタイミングで薬の切り換えを検討することになりますが，ここで切り換える薬をジェネリック医薬品に変える，という方法も考えられます．
　あるいは，発作を起こさずに2年間以上コントロールできている子どもの場合，薬を中断し

1）単回経口投与
①トレリーフ OD 錠 25 mg とトレリーフ錠 25 mg（販売中止）の生物学的同等性試験

水で服用の結果（健康成人 23 例，空腹時ゾニサミドとして 25 mg を 1 回投与）

剤　形	T_{max} (h)[a]	C_{max} (μg/mL)[b]	$t_{1/2}$ (h)[b]	AUC_{0-96} (μg·h/mL)[b]
トレリーフ OD 錠 25 mg	8.0 (1.0-12.0)	0.100 ± 0.015	96.6 ± 32.5	7.16 ± 0.93
トレリーフ錠 25 mg	4.0 (1.0-24.0)	0.099 ± 0.015	99.1 ± 24.2	7.00 ± 0.87

a) 中央値（最小値－最大値），b) 平均値±標準偏差

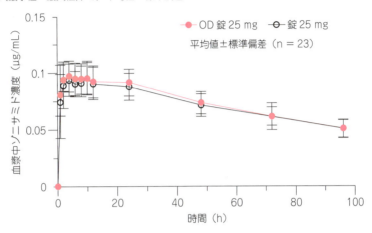

水なしで服用の結果（健康成人 23 例，空腹時ゾニサミドとして 25 mg を 1 回投与）

剤　形	T_{max} (h)[a]	C_{max} (μg/mL)[b]	$t_{1/2}$ (h)[b]	AUC_{0-96} (μg·h/mL)[b]
トレリーフ OD 錠 25 mg	6.0 (1.0-12.0)	0.101 ± 0.027	119.1 ± 39.2	6.83 ± 1.54
トレリーフ錠 25 mg	4.0 (1.0-12.0)	0.100 ± 0.023	102.4 ± 36.4	6.77 ± 1.50

a) 中央値（最小値－最大値），b) 平均値±標準偏差

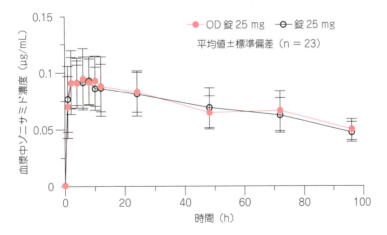

健康成人にトレリーフ OD 錠 25 mg とトレリーフ錠 25 mg を，クロスオーバー法によりそれぞれ 1 錠（ゾニサミドとして 25 mg）空腹時，水あり（23 例）及び水なし（23 例）で 1 回経口投与して血漿中ゾニサミド濃度を測定し，得られた薬物動態パラメータ（AUC，C_{max}）について 90%信頼区間法にて統計解析を行った結果，log (0.80)～log (1.25) の範囲内であり，両剤の生物学的同等性が確認された．

図 3　トレリーフ OD 錠で行われた，トレリーフ錠との生物学的同等性試験
〔インタビューフォームより〕

製剤

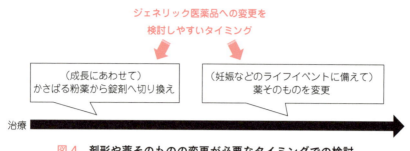

図4 剤形や薬そのものの変更が必要なタイミングでの検討

ても再発リスクは相対的に低く[7]，6～7割は発作を再発しない[8]という報告があり，一般的に2～3年間以上，一度も発作を起こさずにコントロールできている場合には，断薬を検討してもよいとされています[9]．発作型や初発年齢，これまでの発作頻度，薬の使用状況などにもよりますが，断薬を検討してもよい状況であれば，ジェネリック医薬品への変更も十分に検討できるはずですので，このくらいの時期に一度検討してみるのもよいかもしれません．患者さんの生活状況やライフイベント，希望などとあわせて，よいタイミングを探ることが重要です（図4）．

まとめ

高額な薬も多い抗てんかん薬において，ジェネリック医薬品は患者さんの経済的負担を軽減する貴重な選択肢になります．ジェネリック医薬品に対して，いまだに"品質の劣る薬"という印象で語る人は多く，インターネットや週刊誌などでも，国民の誤解を助長するような感情的なネガティブキャンペーンが行われてしまうこともよくあります．しかし，そもそも先発医薬品とジェネリック医薬品は「生物学的同等性試験」などの試験によって同等性が確認されているもので，基本的に同等のものとして扱うことに対して薬学的・製剤的な問題はありません．根拠のない印象だけで，患者さんを不安にさせるようなことはいわないよう，十分に注意する必要があります．

ただし，てんかん治療においては，ジェネリック医薬品への変更には慎重さが求められます．これは，ジェネリック医薬品の品質に問題があるからではなく，"同等性"の範囲内に収まるような小さな血中濃度変化でもコントロールに影響する可能性が指摘されているからです．つまり，ジェネリック医薬品への変更に限らず，ジェネリック医薬品のメーカー変更や，先発医薬品の剤形変更なども含めた，いろいろなケースで同様の注意が必要だ，ということです．

なお，急にジェネリック医薬品の処方を出されると，薬局ではジェネリック医薬品の在庫がない場合があります．もし処方を検討される際には，事前に薬剤師へ声がけをしていただけると助かります．ジェネリック医薬品が複数のメーカーから販売されている場合，その薬の色や形状，特に小児用の薬であれば"味"なども踏まえて，どのメーカーの薬に切り換えるのがよいか，といったこともあわせて情報提供できると思います．

薬の色や形が変わることの影響も考慮する

　ジェネリック医薬品に変更することで，経済的な負担が減り，なおかつ薬も飲みやすくできるのであれば，それに越したことはありません．しかし，ジェネリック医薬品に変更して薬の色や形状が不意に大きく変わると，それでだけでも患者さんは大きな不安を感じることがあります．患者さんに安心してジェネリック医薬品を使ってもらうためには，先発医薬品とジェネリック医薬品のどこは同じなのか，何が違うのか，事前にしっかりと説明しておくことが不可欠です[6]．

■ 引用文献

1) 厚生労働省：ジェネリック医薬品への疑問に答えます〜ジェネリック医薬品Q＆A〜．https://www.mhlw.go.jp/stf/houdou/2r98520000026nso-att/2r98520000026nu5.pdf
2) Kesselheim AS：Switching generic antiepileptic drug manufacturer not linked to seizures：A case-crossover study. Neurology 87：1796-1801, 2016
3) Lang JD, et al.：Switching the manufacturer of antiepileptic drugs is associated with higher risk of seizures：A nationwide study of prescription data in Germany. Ann Neurol 84：918-925, 2018
4) Labiner DM, et al.：Generic antiepileptic drugs and associated medical resource utilization in the United States. Neurology 74：1566-1574, 2010
5) 日本神経学会（監修）：てんかん診療ガイドライン2018．医学書院，2018
6) Elmer S, et al.：Therapeutic Basis of Generic Substitution of Antiseizure Medications. J Pharmacol Exp Ther 381：188-196, 2022
7) Strozzi I, et al.：Early versus late antiepileptic drug withdrawal for people with epilepsy in remission. Cochrane Database Syst Rev 2：CD001902, 2015
8) Specchio LM, et al.：Should antiepileptic drugs be withdrawn in seizure-free patients? CNS Drugs 18：201-212, 2004
9) 日本てんかん学会ガイドライン作成委員：小児てんかんの薬物治療終結のガイドライン．てんかん研究 28：40-47，2010

（児島悠史）

製 剤

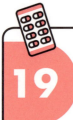

19 保湿剤とステロイド外用薬，混ぜて処方してもよい？

POINT

- 保湿剤とステロイド外用薬を混合すると，塗布の手間が大幅に軽減される．
- 組合せによっては，効果や品質の劣化が起こることがある．
- 保湿剤と混ぜても，ステロイドの強さそのものはあまり変わらない．

薬剤師にできること

☞ 製剤ごとに組合せの可否を判断したり，混合の目的や注意点について服薬指導を行ったりできる．

仮想症例

ヒルドイドソフト軟膏…50 g（一般名：ヘパリン類似物質）
デキサメタゾンプロピオン酸エステル軟膏0.1%「MYK」…50 g
（一般名：デキサメタゾンプロピオン酸エステル）
1日2回　手，腕，足

- 7歳8か月，女児
- 身長 124.0 cm　体重 24.8 kg
- 併用薬 なし
- アトピー性皮膚炎の治療

Q 相談内容

医師

アトピー性皮膚炎を治療している子どもで，保湿剤とステロイド外用薬の重ね塗りをしてもらっていたが，毎日の塗布が大変だと相談を受けた．そこで，"混合"をお願いしたいと考えたのだが，この2つの薬は混ぜても問題のない組合せだろうか？また，"混合"したことによって治療効果が弱まってしまうなどのデメリットがもしあるのであれば，それも教えてもらいたい．

19 保湿剤とステロイド外用薬，混ぜて処方してもよい？

薬剤師としての回答

　確かに，保湿剤とステロイド外用薬を混合すると一度にまとめて塗布できるようになるため，負担はかなり軽減されます．ただ，混合したからといってステロイドの作用が弱くなるわけではないので，あくまで"利便性"を重視した選択肢です．そのため，保護者が毎日の塗布を負担に感じている，あるいはその負担によって薬をきちんと使い続けられないおそれがある場合には，よい方法になると思います．

　ただ，いま使われている『ヒルドイドソフト軟膏』と『デキサメタゾンプロピオン酸エステル軟膏0.1%「MYK」』を混ぜると，2週間で分離してしまうことがわかっています．そのため，この処方のままで"混合"するのは望ましくありません．『デキサメタゾンプロピオン酸エステル軟膏0.1%「MYK」』と同じⅢ群（strong）にランクづけされる『リンデロンV』であれば混合しても問題ないとされていますので，こちらに変更をお願いできますでしょうか．

回答の根拠

保湿剤とステロイド外用薬を併用することの意義

　アトピー性皮膚炎の治療において「ステロイド外用薬」は中心的役割を果たしますが，「ヘパリン類似物質」などの保湿剤も皮膚の乾燥や痒み，炎症再燃の抑制を目的に用いることが推奨されています[1]．このとき，「ステロイド外用薬」と「保湿剤」は併用・重ね塗りをすることによってより高い効果を期待できる[2]とされているため，これら2つの薬は子どもに対してもよく処方されることになります．

　ところが，2つの薬を個別に重ね塗りするのは手間で，これを毎日継続するのは非常に大変です．そこで，この2つの薬を"混合"してしまう，という方法がとられることがあります．この"混合"した塗り薬であれば，1回の塗布で「ステロイド外用薬」と「保湿剤」の両方を塗布できるため，塗布の手間は大幅に軽減され，服薬アドヒアランスの維持や改善が期待できるからです．ただし，こうした外用薬の混合は，あくまで"塗布が楽になる"という負担軽減を目的に行うものであって，これによって薬の効果がより高くなる，薬の作用が穏やかになる，副作用リスクが軽減される……といったことは期待できません．また，安易な混合にはさまざまなデメリットも伴うため，注意が必要です．

- 混合を避けなければならない薬の組合せがある

　まず注意したいのが，混合することによって力価や安定性が低下するといった，そもそも薬と

製 剤

しての性能に問題が生じてしまうケースです．たとえば今回の処方例の組合せである『デキサメタゾンプロピオン酸エステル軟膏0.1%「MYK」』と『ヒルドイドソフト軟膏』は，混合することによって2週間で分離してしまい[3]，治療にも大きな支障をきたすおそれがある，ということです．そのため，ステロイド外用薬を『デキサメタゾンプロピオン酸エステル軟膏0.1%「MYK」』から，同じⅢ群（strong）にランクされ，なおかつ『ヒルドイドソフト軟膏』と混合しても問題のない『リンデロンⅤ軟膏』などに切り換える必要があります．

　ここで注意したいのは，この"混合"の可否は先発医薬品と後発医薬品で異なるケースもある[4]，という点です．基本的に，先発医薬品と後発医薬品は同等の薬として扱うことができますが，外用薬を混合する際には基材や添加物の差によって無視できない差が生じるからです（※逆に，先発医薬品は混合できないが，後発医薬品なら混合できるというケースも生じる）．そのため，薬局では『軟膏・クリーム配合変化ハンドブック』（じほう）[3]などのデータをもとに，個々の製剤ごとに安定性や品質・外観に問題が生じないかを確認したうえで判断を行っています．

● 水と油も，きれいには混ざらない

　また，外用薬を混合する際には「基材」のタイプにも注意する必要があります．通常，「軟膏」と「クリーム」のように剤形が異なるもの同士は混ざりにくいですが，薬の名称に「軟膏」や「クリーム」とついていても実際の基材はそれとは異なることもよくあります（表1）．一生懸命にかき混ぜれば，一時的に"混ざったような状態"にみえるようになることもありますが，数時間から数日程度で分離してしまうことになるため，混合する際にはそれぞれの外用薬の基材がどういった性質のものかを1つずつ確認する必要があります．

表1　一般的な外用薬の分類

タイプ	剤　形	代表的な製剤・ややこしい製剤の例
水	水溶性基材の軟膏	マクロゴール
	水中油型（O/W）クリーム	（薬価収載されているクリーム剤のほとんど），ネリゾナクリーム0.1%，ヒルドイドクリーム0.3%，ユベラ軟膏，ザーネ軟膏0.5%
	水性ゲル基材	インテバン軟膏1%
油	油脂性基材の軟膏	白色ワセリン，亜鉛華軟膏
	油中水型（W/O）クリーム	ネリゾナユニバーサルクリーム0.1%，メサデルムクリーム0.1%，ヒルドイドソフト軟膏0.3%，アクアチム軟膏1%
	油性ゲル基材	ドボベットゲル

混合すると，ステロイドは弱くなる？

　よくある誤解に，「ステロイド外用薬」を「保湿剤」と混合することによって，ステロイドの作用が穏やかになって副作用リスクも軽減される……というものがあります．確かに，単純計算すると2倍に希釈すれば作用は1/2，4倍に希釈すれば作用は1/4と弱まっていくように思え

19 保湿剤とステロイド外用薬，混ぜて処方してもよい？

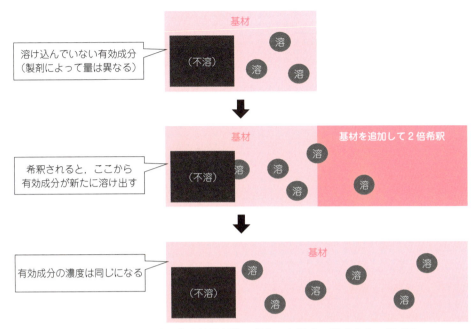

図1　ステロイド外用薬を保湿剤等で希釈した場合の濃度変化の模式図

ますが，おもに軟膏剤ではおよそ16倍希釈まで，元の状態とほぼ同程度の血管収縮作用を発揮することがある，と報告されています[5]．これは，もともとステロイドの有効成分が基材にすべて溶け込んでいるわけではなく，溶解していない状態でも多く存在するため，希釈されてもここから有効成分が供給されて濃度は維持されることがおもな要因です（図1）．少し乱暴にいうと，"塩のかたまりが入っている塩水に，水を少し追加したところで，かたまりの塩が新たに溶けるだけで塩水の濃度は変わらない"という状況です．

　この"基材に溶けている有効成分の割合"は，『パンデル軟膏』では2/3であるのに対し，『アンテベート軟膏』では1/16，『デルモベート軟膏』では1/50，『ロコイド軟膏』や『リドメックスコーワ軟膏』では1/130と製剤によってさまざまです[6]．そのため，保湿剤と1：1で混合（2倍希釈）した際に有効成分の濃度がどのくらい影響を受けるかも，個々の製剤によって大きく変わります．

　つまり，保湿剤と1：1で混合（2倍希釈）したからといって，特にステロイドとしての作用が穏やかになるとは限らず，むしろほとんど変わらないことも多々あります．そのため，元のステロイドの強さがIII群（strong）の薬であれば，保湿剤と混合したものも基本的にIII群（strong）として扱う必要があります．「I群（strongest）やII群（very strong）のステロイドでも保湿剤と混ぜたら顔に使えるようになる」といったことはないので，注意してください．

- 皮膚の透過性はむしろ高まることもある

　なお，薬の組合せによっては，皮膚の透過性はステロイド単独で用いたときより，保湿剤と混

製剤

表2 外用薬の混合手順

	手作業で行う場合	混合の機械がある場合
1	混合する薬を取りそろえる	混合する薬を取りそろえる
2	薬を混ぜる板・ヘラ，薬を入れる容器を消毒する	薬を入れる容器を消毒する
3	板に必要な薬を計量して乗せる （チューブの場合は1つずつ絞り出す）	容器に必要な薬を計量して入れる （チューブの場合は1つずつ絞り出す）
4	ヘラを使って，ムラがないようにきれいに混ぜ合わせる	機械にセットして，混合をスタートさせる
5	混ざり切ったら，ヘラを使って容器へ充填する	混合が終わったら，混ざり具合を確認する
6	フタをして容器に薬名や塗布部位を記載する	容器に薬名や塗布部位を記載する

合したときのほうが高くなるケースもあります[7,8]．このことから，「保湿剤と混合すれば副作用リスクが軽減される」とも限らず，場合によってはむしろ効果が増強されて副作用リスクは高くなってしまうこともあります．

「ステロイド外用薬」と「保湿剤」の混合は，あくまで"塗布の手間"を軽減するための，服薬アドヒアランス維持・改善を目的にした工夫である，という点は押さえておく必要があります．

調剤には時間がかかる"オーダーメイドの薬"

組合せに問題のない「ステロイド外用薬」と「保湿剤」であれば，薬局で薬剤師が混合して患者さんにお渡しする，という対応も可能です．しかし，特別な機器を導入していない薬局では，こうした混合は処方箋を受けつけてから，すべて薬剤師による"手作業"で行われることになります（表2）．

混ぜる薬の量が多いと3～5の作業に非常に時間がかかるため，どうしても「薬局での患者さんの待ち時間」は長くなる傾向にあります．そのため，もし混合の処方箋を発行する際には，医師から事前に「オーダーメイドの薬でお願いしているので，少し準備に時間がかかるかもしれない」ということを一言添えておいていただけると，非常に助かります．

• 細菌汚染などのデメリットも伴う

混合手順をみてもらえるとわかるとおり，混合調剤ではチューブから薬を出したり，板の上で薬を混合したり，別の容器に移し換えたり……といった作業があります．薬局の調剤室は，基本的にさまざまな施設基準などもクリアした清潔な環境ではありますが，GMP（医薬品の製造管理および品質管理の基準）の管理下にある医薬品の製造工場に比べればそのレベルはかなり劣り，細菌汚染などのリスクも伴います．薬は，既製品の形で用いるのが最も望ましい，というのが前提である点には注意が必要です．

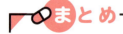
まとめ

「ステロイド外用薬」と「保湿剤」の混合をすることで，強力なステロイドを低いランクとし

て扱ったり，副作用リスクを軽減したり，といったことは基本的にできませんが，服薬アドヒアランスの改善・維持には非常に役立ちます．しかし，不用意に混合すると，効力の低下や品質の劣化などさまざまなトラブルの原因になります．どういう組合せであれば安全に混合することができるのかは，有効成分だけでなく基材や添加物の差によっても影響を受けるため，製剤同士の組合せを1つずつ個別に確認しなければなりません．この混合可否を考えるうえで必要な専門書やデータは，多くの場合は薬局にそなえてありますので，困った際は一度薬剤師まで相談していただければと思います．混合できる組合せであればOKを，問題のある組合せであった場合は同ランクの別剤を提案するなど，状況に応じた対応が可能です．

なお，一般的に外用薬の混合にはかなり時間がかかります．そのため，混合の処方をする際には病院でも"今のあなたに合わせた薬をオーダーメイドで作ってもらう"といった旨の説明をしておいていただけると，薬局としては非常に助かります．

+αのコラム

"重ね塗り"をする場合は，どちらを先に塗布すればよいのか

「ステロイド外用薬」と「保湿剤」でそれぞれ塗布する範囲が異なる場合は，こうした"混合"をしてしまうことができません．そのため，手間がかかっても重ね塗りをしてもらう必要がありますが，このときよく問題になるのが「どちらを先に塗布すればよいのか」という点です．これに関しては，「ステロイド外用薬」と「保湿剤」のどちらを先に塗布しても臨床的には特に大きな違いは生じない[9]とされているため，薬局ではこれを前提に，どちらにもメリット・デメリットがあることを説明することが多いです（図2，表3）．

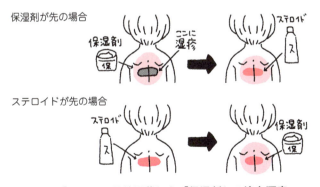

図2 「ステロイド外用薬」と「保湿剤」の塗布順序

製 剤

表3 「ステロイド外用薬」と「保湿剤」の塗布順序のメリット・デメリット

	メリット	デメリット
保湿剤が先	ステロイドを不必要に塗り広げない	保湿剤だけで満足してしまうことがある
ステロイドが先	より重要なステロイドを確実に塗布できる	後から塗布した保湿剤で塗り広げてしまう

　医師・看護師・薬剤師によって指示が異なると患者さんは混乱するため，もし明確に順序を指定したい場合にはあらかじめ意見共有等をしておくほうがよいと思われます．

■ 引用文献

1) 日本皮膚科学会，他：アトピー性皮膚炎診療ガイドライン 2021．日本皮膚科学会雑誌 131：2691-2777，2021
2) Msika P, et al.：New emollient with topical corticosteroid-sparing effect in treatment of childhood atopic dermatitis：SCORAD and quality of life improvement. Pediatr Dermatol 25：606-612, 2008
3) 江藤隆史，他（監修），大谷道輝，他（編）：軟膏・クリーム配合変化ハンドブック．第3版，じほう，2024
4) 山本佳久，他：クロベタゾールプロピオン酸エステル軟膏の製剤特性及びヘパリン類似物質油性クリームとの混合物における基剤安定性に関する検証．薬学雑誌 142：421-430，2022
5) 川島　真，他：合成コルチコステロイド Betamethasone butyrate propionate（TO-186）外用剤の血管収縮能の検討．臨床医薬 6：1671-1681，1990
6) 大谷道輝，他：基剤中に溶解している主薬濃度および皮膚透過性を指標としたステロイド外用薬の先発および後発医薬品の同等性評価．日本皮膚科学会雑誌 121：2257-2264，2011
7) 大谷道輝：ステロイド軟膏剤の混合による臨床効果と副作用への影響の評価．医療薬学 29：1-10，2003
8) 大谷道輝，他：市販ステロイド軟膏剤の混合製剤からのステロイド皮膚透過実験におけるヘアレスマウスとミニブタ摘出皮膚の評価．薬学雑誌 122：589-594，2002
9) Ng SY, et al.：Does Order of Application of Emollient and Topical Corticosteroids Make a Difference in the Severity of Atopic Eczema in Children? Pediatr Dermatol 33：160-164, 2016

（児島悠史）

製剤

20 子どもの吸入薬，デバイス（吸入器）は何を基準に選ぶのがよい？

POINT

- 十分な吸気流速を得られるかどうかで，「DPI」か「pMDI」を選ぶ．
- 薬の噴霧と吸気のタイミングをあわせられるかどうかで，「pMDI 単独」か「pMDI ＋スペーサー」を選ぶ．
- 子どもの成長にあわせて，適したデバイス，負担やコストの少ないデバイスへと切り換えていく必要がある．

薬剤師にできること

☞ 子どもの理解度や成長にあわせたデバイスの選択・提案や，継続使用時の吸入手技のチェックができる．

仮想症例

【般】フルチカゾンプロピオン酸エステルエアゾール 50 µg … 1 キット
　　　1 日 2 回　1 回 1 吸入

- 1 歳 4 か月，男児
- 身長 78.5 cm　体重 10.0 kg
- 併用薬 なし
- はじめての喘息治療

Q 相談内容

医師

気管支喘息の男児に吸入ステロイドによる治療をはじめたい．しかし，吸入薬にはいろいろなデバイスがあり，この年齢の子どもには何を基準にどういったものを選べばよいのか，いま一つ自信がない．保護者も協力的で，そもそも喘息も軽症ではあるが，確実に吸入できるデバイスの選び方や指導方法，途中で治療を挫折しないような工夫はあるだろうか．

製剤

A 薬剤師としての回答

　吸入薬にはいろいろなデバイスがありますが，大きく分けると粉末状の薬を自力で吸い込む「ドライパウダー定量吸入器（DPI）」，ガスの圧力で噴霧した薬を吸い込む「加圧噴霧式定量吸入器（pMDI）」，ゆっくりと噴霧される吸入液を吸い込む「ソフトミスト定量吸入器（SMI）」の3つがあります．今回処方されている「エアゾール」は，薬を自力で強く吸い込む必要のない，子どもにも適した「pMDI」ですが，薬の噴霧にあわせて息を吸ってもらう必要があります．1歳ではこの"同調"がむずかしいと思われるため，補助器具を活用する必要がありますが，今回のケースでは数千円程度で購入できる「マスク型のスペーサー」が最も適切かと思います．

　もし今後も吸入薬による長期管理を続ける必要がある場合には，成長にあわせて「マウスピース型のスペーサー」，補助器具なしで「pMDI」の直接吸入，へと切り換えていき，最終的には"一度覚えてしまえば扱いが簡単"な「DPI」へと移行していくのがよいと思います．こういった吸入薬やスペーサーの手技確認や切り換えの提案は，薬局でも適宜行っていきますので，またご相談いただければと思います．

回答の根拠

年齢に応じた吸入デバイスの選択

　吸入薬は，気管支喘息や慢性閉塞性肺疾患（chronic obstructive pulmonary disease：COPD）の治療に欠かせない薬となっていますが，飲めばそれでよい内服薬と違い，吸入薬では複雑な手技を正確に行って薬を吸入する必要があるため，その機器（デバイス）の違いも極めて重要になります．吸入薬のデバイスには非常に多くの種類がありますが，大きく分けると「ドライパウダー定量吸入器（DPI）」「加圧噴霧式定量吸入器（pMDI）」「ソフトミスト定量吸入器（SMI）」の3種に大別されます（表1）．

　それぞれ一長一短の特徴があるため，使う人の状況にあわせてデバイスを選択しますが，子どもの場合は"年齢"によって選択するのが一般的です．具体的には，2歳頃までは「マスク型のスペーサー」を使った「pMDI」，3～4歳頃に「マウスピース型のスペーサー」に切り換え，薬の噴霧と吸気を"同調"できるようになれば「スペーサー」なしで「pMDI」を直接吸入，そして6歳頃になって十分な吸気速度を得られるようになれば，手技が最も簡単な「DPI」に切り換える……といった方法です（図1）．ただし，マスクを嫌がる，"同調"ができる，強い力で吸入できる，といった個々の子どもの個性や，そもそもの喘息の重症度などによっても柔軟に検討す

20 子どもの吸入薬，デバイス（吸入器）は何を基準に選ぶのがよい？

表1　吸入薬のデバイスの特徴

タイプ	特徴	代表的なデバイス
ドライパウダー定量吸入器 （DPI：dry powder inhaler）	【長所】 • 手技が最も簡単でエラーを起こしにくい • デバイスの種類が豊富で選択肢が多い • 薬の残量がわかりやすい • 薬品臭が少ない • 廃棄が簡単（ガスを用いていない） 【短所】 • 一定の吸気速度がないと吸入できない	ディスカス，タービュヘイラー，エリプタ，ジェヌエア，ツイストヘラー，スイングヘラーなど
加圧噴霧式定量吸入器 （pMDI：pressurized metered dose inhaler）	【長所】 • 吸気速度がなくても吸入できる 【短所】 • 噴霧と吸気を同調させる必要がある • 吸入手技が最もむずかしくエラーを起こしやすい • アルコール臭が気になる場合がある	エアゾール，エアロスフィアなど
ソフトミスト定量吸入器 （SMI：soft mist inhaler）	【長所】 • DPI よりも弱い力で吸入できる • pMDI ほどタイミングの"同調"がむずかしくない 【短所】 • 製剤が少ない	レスピマットなど

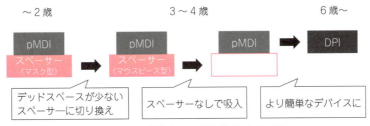

図1　吸入デバイスの切り換えイメージ

ることが重要です．

• DPI：ドライパウダー定量吸入器

「DPI」は，粉末状の薬を吸い込むタイプの吸入器です．『ディスカス』『タービュヘイラー』『エリプタ』『ジェヌエア』などメーカーによって種類が豊富なため，薬剤師からすると煩雑に思えますが，実際の一つひとつの手技は簡単なため患者さんにとっては最も手技エラーを起こしにくく[1]，第一選択になるデバイスです．薬品臭が少ないことや，薬の残量が明確にわかることも，服薬アドヒアランスの維持に役立ちます．また，ガスを用いていないため廃棄が簡単で環境にやさしいという利点もあります．

製剤

ただし，薬はデバイスから噴霧されるわけではないため，デバイスにセットされた薬を自力で吸い込む必要があり，このときの吸気流速によって肺・気管支への薬物到達量が大きく変わる[2]ことから，ある程度の強さで吸入する必要があります．そのため，十分な吸気速度を得られない小さな子どもや高齢者などの場合には適しません．一般的に子どもの場合は，小学校にあがる6歳くらいからがよい適応になります．

- **pMDI：加圧噴霧式定量吸入器**

「pMDI」は，ボンベのガスとともに噴霧される薬を吸い込むタイプの吸入器で，『エアゾール』や『エアロスフィア』といった剤形がこれに該当します．「DPI」と違い，薬はデバイスからガスの力で噴霧されるため，強く吸い込む必要がありません．そのため，吸い込む力の弱い乳幼児や高齢者でもしっかりと薬を吸入することができます．

ただし，「pMDI」はアルコール臭がすること，ボンベの廃棄が面倒であることのほか，特に薬を噴霧したタイミングにあわせて息を吸う必要があるなど吸入手技が非常に複雑であるという欠点があります．実際，一般外来でpMDIを処方されている人の7割が「息を吸い終わってから薬を噴霧している」「薬の噴霧だけして息を吸えていない」「鼻から吸っている」といった間違った使用方法をしており[3]，これは医師や薬剤師による指導を行ってもなかなか改善しにくい[2]ことが報告されています．そのため，特に3歳未満の子どもの場合は補助器具の「スペーサー」を用いることが推奨されています．

「スペーサー」は，噴霧した薬を容器内に一度ためることができる補助器具です．噴霧と吸気のタイミングをあわせられない人でも「pMDI」を適切に使えるようになるもの（図2）ですが，2,000〜4,000円程度で用意できることや，電源が不要であることから，軽症で吸入治療が短期で終わる患者さんにも提案しやすい補助器具といえます．なお，「スペーサー」には「マスク型」と「マウスピース型」があります．1歳児であれば「マスク型」の「スペーサー」を用いるのが一般的ですが，薬のロスが大きいため，できるだけ早めに「マウスピース型」に切り換えるのが

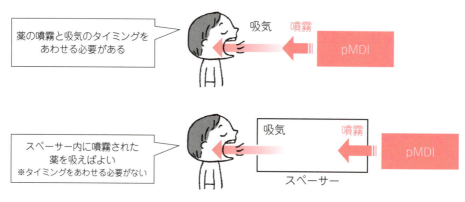

図2　スペーサーの意味

無難です．

• SMI：ソフトミスト定量吸入器

「SMI」は，薬剤を含む吸入液を霧状にして噴霧するタイプのデバイスです．薬は霧状になって噴霧されるため「DPI」のように吸気速度は必要なく，また「pMDI」ほど薬が一気に噴霧されるわけではないため，噴霧と吸入のタイミングもあわせやすい，という特徴があります．現時点では，まだ種類が少なく特定の薬にしか販売されていません．

• 「ネブライザー」の必要性

吸入デバイスには，もう1つ「ネブライザー」というものもあります．「ネブライザー」は，液体状の薬（例：パルミコート吸入液）を振動や超音波等で霧状にして吸入するもので，確実な吸入ができるデバイスです．そのため，喘息が重症で確実に吸入をしなければならない場合には検討しますが，「ネブライザー」は2万〜3万円近くすること，電源が必要であること，吸入に時間がかかること，手入れが大変なことなどから，あまり気軽に導入できるものではありません．そのため，喘息が軽症であったり，吸入治療が長期に及ばないと予想されたり，あるいは「マスク型のスペーサー」の着用に抵抗がなかったりする場合には，「スペーサー＋pMDI」で対応するほうが簡単で経済的です．

服薬アドヒアランスの維持と薬剤師の介入

慢性疾患に対する治療の服薬アドヒアランスは非常に悪いですが，なかでも手技が複雑な吸入薬を用いる喘息・COPD治療は顕著に悪いことがわかっています[4]．一方で，他の慢性疾患に比べ，「必要であることはわかっている」のに「使い方がよくわからない」等の理由で使えていないケースも多いため，吸入手技さえしっかりと理解してもらえれば服薬アドヒアランスを十分に改善・維持できる人も多く含まれています．

しかし，患者さんが自己申告する服薬アドヒアランスは最大で50％も過大評価されている傾向にあり[5]，なおかつ吸入薬の服薬アドヒアランス低下にはさまざまなものが影響します（表2）が，"本当の理由"を話して医療従事者から議論されることを避ける目的で「忘れた」と答えがちである[6]，ということがわかっています．

そのため，「できているかどうか」を口頭で確認するにとどまらず，実際の使用手技を披露してもらう等の確認が必要になります．こうした定期的な吸入手技の確認に関しては，薬局で薬剤

表2 「忘れた」の裏にありがちな，吸入薬の服薬アドヒアランス低下の原因

薬剤に関する問題	副作用への懸念，デバイスの扱いにくさ，不用意なデバイスの変更，薬の値段
意図的な要因	自分に治療は不要だと誤解，医師・薬剤師の指示を間違って認識
身体的な要因	指先の不自由さ，認知障害

製剤

師による実演，あるいは視覚的ツール等を用いて行うことによって，服薬アドヒアランスだけでなく喘息コントロールも改善させることが実証されており[7]，薬剤師による介入が効果的といえます．

まとめ

　吸入薬による治療効果は，吸入デバイスを適切に使えるかどうかによって大きく左右されるため，患者さんにあわせたデバイスを選択することが非常に重要です．子どもでは，「十分な吸気流速で薬を吸えるかどうか」で「DPI」か「pMDI」，「薬の噴霧と吸気のタイミングをあわせられるか」で「スペーサーの必要性」を判断するのが一般的ですが，これは成長にあわせて変わるため，定期的な確認が必要になります（図3）．

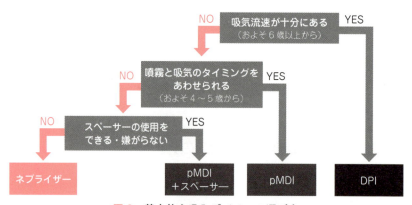

図3　基本的な吸入デバイスの選び方

　このとき，吸入薬を適切に使えているかどうか，成長にあわせて別デバイスへの切り換えが可能か，といったことの確認は，薬局でもデモ器やトレーナーを用いながら行うことが可能ですので，患者さんのデバイス選択や服薬アドヒアランス維持に難航している場合は，ぜひ一度薬局とも情報交換・連携していただければと思います．

副作用回避のための「うがい」

　吸入ステロイドを使ったあとは，口腔カンジダ等の副作用[7]を回避するために「うがい」をする必要があります．しかし，小さな子どもの場合は「うがい」を行うことがむずかしいため，「吸入を食前や授乳前に行う」「吸入後に水を飲む」といったことで代用するのが一般

的です．

　なお，「うがい」では咽頭までしかすすぐことができないため，嗄声の副作用を防ぐことはできません[8]．学校生活等において，嗄声が大きな問題になる場合は，「DPI」を使える子どもであっても，あえて「pMDI」に切り換えることで嗄声リスクを抑制できる可能性があります[8]．

■ 引用文献

1) Aydemir Y：Assessment of the factors affecting the failure to use inhaler devices before and after training. Respir Med 109：451-458, 2015
2) Kamin WES, et al.：Mass output and particle size distribution of glucocorticosteroids emitted from different inhalation devices depending on various inspiratory parameters. J Aerosol Med 15：65-73, 2002
3) Giraud V, et al.：Misuse of corticosteroid metered-dose inhaler is associated with decreased asthma stability V Giraud. Eur Respir J 19：246-251, 2002
4) George M, et al.：New insights to improve treatment adherence in asthma and COPD. Patient Prefer Adherence 13：1325-1334, 2019
5) Bender BG, et al.：Nonadherence to Asthma Treatment：Getting Unstuck. J Allergy Clin Immunol Pract 4：849-851, 2016
6) Iuga AO, et al.：Adherence and health care costs. Risk Manag Healthc Policy 7：35-44, 2014
7) van Boven JFM, et al.：Inhaled corticosteroids and the occurrence of oral candidiasis：a prescription sequence symmetry analysis. Drug Saf 36：231-236, 2013
8) 岡田　章，他：吸入ステロイド薬の副作用である嗄声発現の要因解析．医療薬学 40：716-725，2014

（児島悠史）

製剤

21 「乳糖」の入った吸入薬は，乳アレルギーの子どもでは避けたほうがよい？

POINT

- 「乳糖」には，夾雑物（不純物）として微量の「乳タンパク」が混ざり込んでいる．
- 乳アレルギーの患者が「乳糖」を"吸入"した場合，アレルギーを起こすことがある．
- 吸入薬をドライパウダー定量吸入器（DPI）から加圧噴霧式定量吸入器（pMDI）に変えることで，乳糖を避けられることがある．

薬剤師にできること

☞ 乳糖が含まれるかどうかを確認したり，乳糖を含まない代替薬を検索・提案したりできる．

仮想症例

【般】ザナミビル･････････････････････20 ブリスター
　　　1回2吸入　1日2回　朝・就寝前
- 10歳2か月，女児，強い乳アレルギー歴あり
- 身長 136.5 cm　体重 32.5 kg
- 併用薬　アドエア エアゾール（喘息治療）
- A型インフルエンザの治療

Q 相談内容

医師

　インフルエンザの治療に抗ウイルス薬を使おうと思ったが，過去に強い乳アレルギーの経験があるという情報を聞き取った．添付文書を確認したところ，「ザナミビル」には乳糖が含まれており，夾雑物として乳タンパクを含むと記載されていたため，この薬は避けたほうがよいのではないかと考えたのだが，どうだろうか．もし避けたほうがよい場合は，どの薬が代替案になるのかも教えてもらえると助かる．

122

21 「乳糖」の入った吸入薬は，乳アレルギーの子どもでは避けたほうがよい？

薬剤師としての回答

基本的に，乳アレルギーの人であっても，乳糖そのものでアレルギー症状を起こすことは滅多にないとされているため，厳密な除去が必要なものではありません．しかし，乳糖を"吸入"した場合は，この乳糖に含まれる夾雑物（混ざり込んだ余計な物質）の乳タンパクによってアレルギーを引き起こすことがあります．そのため，"強い乳アレルギー歴"がある子どもの場合は，乳糖を含む吸入薬である「ザナミビル」や「ラニナミビル」は避けてもらったほうが無難です．併用している喘息治療薬も，この年齢であえて「エアゾール剤」になっているのは乳糖の吸入を避けるためと思われます．

なお，同種同効薬の「オセルタミビル」は乳糖が含まれていない内服薬のため，悪心が強いなどの事情がなければ，こちらがよい代替案になるかと思います．期待できる効果も同等のため，変更に際しては特にデメリットもないと考えられます．

回答の根拠

「乳糖」による「乳アレルギー」のリスク

「乳アレルギー」の原因物質は，おもに牛乳に含まれるカゼインやαラクトアルブミン，βラクトグロブリンといったタンパク質です．一方，「乳糖」も牛乳に含まれる成分ですが，グルコースとガラクトースがβ-1,4 グリコシド結合した二糖類であり，乳タンパクを含む物質ではありません（図1）．つまり，「乳アレルギー」と「乳糖」に直接の関係はありません．

ただ，乳糖は「乳漿（ホエイ）」を原料にして製造される（例：チーズ製造の副産物）のが一般的なため，でき上がった「乳糖」の製剤には不純物として微量の乳タンパクが含まれることがあります．そのため，乳アレルギーの人は，「乳糖」に含まれるこの夾雑物の乳タンパクによってアレルギー症状を起こすことがあります（図2）．これが，乳アレルギーの人は「乳糖」を避

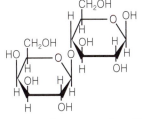

図1 乳糖（ラクトース）の構造

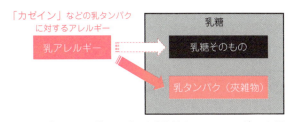

図2 乳アレルギーの人が「乳糖」でアレルギーを起こす原理

🔴 製剤

けたほうがよい，とされる基本的な理屈になります．

しかし，通常は「乳糖」に含まれる乳タンパクはごく微量で，これを経口摂取することによってアレルギー症状を起こすことは滅多にないことから，基本的には乳アレルギーの人であっても「乳糖」の厳密な除去は不要とされています[1]．つまり，医薬品の「乳糖」に関しても，内服薬であればあまり心配する必要はない，ということです．

💊 "吸入薬"では気道での感作増悪に警戒が必要

ところが，重度の乳アレルギーがある人が「乳糖」を経口摂取ではなく"吸入"した場合，これがきっかけでアレルギーを起こした報告があります[2]．そのため本症例でも，添加物として乳糖を含む「ザナミビル」の投与には慎重な判断が求められます．

なお，吸入薬で「乳糖」が含まれるものには，添付文書にも"夾雑物として乳タンパクを含む"ことに関する注意喚起が記載されています．一部，『エクリラ（ジェヌエア）』のように，「乳糖」を含むものの夾雑物に関する注意喚起がない吸入薬もありますが，特にリスクが低いわけではないため，同様に注意したほうが無難です（図3）．

3．組成・性状
3.1　組成

販売名	リレンザ
有効成分	1ブリスター中 ザナミビル水和物をザナミビルとして5 mg
添加剤	乳糖水和物[注]

注）夾雑物として乳蛋白を含む

3．組成・性状
3.1　組成

販売名	エクリラ 400 μg ジェヌエア	
	30吸入用	60吸入用
有効成分	1回吸入量中 アクリジニウム臭化物 400 μg （アクリジニウムとして 343 μg）	
添加剤	乳糖水和物	

「夾雑物」に関する注意書きはないが，乳糖が使われているのは同じ

図3　吸入薬の添加物「乳糖」に対する注意喚起
〔添付文書より抜粋．ピンク部分を著者追加〕

また，「乳糖」はおもに「ドライパウダー定量吸入器（DPI）」の吸入薬の添加物として用いられているため，同じ薬でも「加圧噴霧式定量吸入器（pMDI）」であれば「乳糖」を含まないことがあります（図4）．そのため，重度の乳アレルギーがある子どもでも，こうした剤形の切り換えでアレルギーを避けられる可能性があります[2]．本症例では，通常であればDPIが使えるであろう10歳の子ども〔☞No.20（p.115-121）〕に対し，あえてエアゾール製剤（pMDI）が処方されていることから，こうしたリスク回避の意図を読み取ることもできます．

💊 インフルエンザ治療の代替案

インフルエンザの治療には，4種の「ノイラミニダーゼ阻害薬」と1種の「キャップ依存性エンドヌクレアーゼ阻害薬」が用いられます（表1）．これら5種の薬の臨床的な効果に明確な

21 「乳糖」の入った吸入薬は，乳アレルギーの子どもでは避けたほうがよい？

3. 組成・性状
3.1 組成
〈ディスカス〉

販売名	アドエア100ディスカス28吸入用	アドエア100ディスカス60吸入用	アドエア250ディスカス28吸入用	アドエア250ディスカス60吸入用	アドエア500ディスカス28吸入用	アドエア500ディスカス60吸入用
有効成分	1ブリスター中 サルメテロールキシナホ酸塩 72.5 μg（サルメテロールとして 50 μg）フルチカゾンプロピオン酸エステル 100 μg		1ブリスター中 サルメテロールキシナホ酸塩 72.5 μg（サルメテロールとして 50 μg）フルチカゾンプロピオン酸エステル 250 μg		1ブリスター中 サルメテロールキシナホ酸塩 72.5 μg（サルメテロールとして 50 μg）フルチカゾンプロピオン酸エステル 500 μg	
添加剤	乳糖水和物[注]					

注）夾雑物として乳蛋白を含む

〈エアゾール〉

販売名	アドエア50エアゾール120吸入用	アドエア125エアゾール120吸入用	アドエア250エアゾール120吸入用
1缶中の質量	12.0 g	12.0 g	12.0 g
有効成分	1回噴霧中 サルメテロールキシナホ酸塩 36.3 μg（サルメテロールとして 25 μg）フルチカゾンプロピオン酸エステル 50 μg	1回噴霧中 サルメテロールキシナホ酸塩 36.3 μg（サルメテロールとして 25 μg）フルチカゾンプロピオン酸エステル 125 μg	1回噴霧中 サルメテロールキシナホ酸塩 36.3 μg（サルメテロールとして 25 μg）フルチカゾンプロピオン酸エステル 250 μg
添加剤	1,1,1,2-テトラフルオロエタン		

エアゾール製剤（pMDI）に乳糖は使われていない

図4 DPIとpMDIの添加物の差
〔添付文書より抜粋，ピンク部分を著者追加〕

表1 インフルエンザ治療に用いられる抗ウイルス薬

分類	一般名	先発医薬品	基本的な使い方
ノイラミニダーゼ阻害薬	オセルタミビル	タミフル	内服，1日2回を5日間
	ザナミビル	リレンザ	吸入，1日2回を5日間
	ラニナミビル	イナビル	吸入，1回
	ペラミビル	ラピアクタ	点滴，1回
キャップ依存性エンドヌクレアーゼ阻害薬	バロキサビル	ゾフルーザ	内服，1回

違いはない[3,4]ため，基本的にはどの薬を選んでも問題ありません．そのため，あえて乳アレルギーのリスクがある「ザナミビル」や「ラニナミビル」を選ぶ必要はなく，内服薬の「オセルタミビル」に切り換えるのが妥当と考えられます．ただし，「オセルタミビル」はやや悪心の副作用が多い[5]ため，もし悪心が強くて服薬がむずかしい場合には点滴薬なども考慮したほうがよいかもしれません．

製剤

なお，インフルエンザの治療に抗ウイルス薬は必須というわけではありませんが，気管支喘息はインフルエンザの合併症リスクに該当し[6]，本症例の患者は抗ウイルス薬の投与が推奨される患者に該当します．そのため，"薬物治療を行わない"という選択はややリスクがあると考えられます．

まとめ

薬の"添加物"にまで気をつかうのは大変ですが，特に食物アレルギーのある子どもの場合は添加物まで考慮する必要があります．特に，乳アレルギーの子どもに対し，乳糖を含む吸入薬の投与に注意が必要であることは，医師の間でもあまり知られていない，という報告があります[7]．インフルエンザや気管支喘息の治療に用いられる吸入薬には，乳糖を含むものがたくさんあるため注意が必要です．

なお医薬品において，添付文書上も禁忌の指定がある食物アレルギーは「乳」「卵」「ゼラチン」の3種のみですが（表2），特に漢方薬では食物アレルギーの原因物質に関連した生薬が用いられているものが無数にあり，特に食品衛生法による表示が義務づけられている「小麦」，表示が推奨されている「ごま」「もも」「やまいも」「ゼラチン」を含むものも多くあります（表3）．重いアレルギーがある子どもにうっかり使ってしまわないよう注意してください．

表2 食物アレルギーに対して"禁忌"の指定がある医薬品

食品	医薬品の例
乳	アミノレバンEN配合散，ラコールNF配合経腸用液，ラコールNF配合経腸用半固形剤，イノラス配合経腸用液，エネーボ配合経腸用液，エンシュア・H，エンシュア・リキッド，オラピ錠口腔用，ミルマグ錠，耐性乳酸菌散10%「トーワ」，タンニン酸アルブミン
卵	ムコゾーム点眼液
ゼラチン	エスクレ坐剤

表3 食品衛生法により表示が義務・推奨されているアレルギー物質と関連した生薬を含む漢方薬

食品	生薬とおもな漢方薬
小麦	小麦：ショウバクを含む漢方薬（甘麦大棗湯）
ごま	胡麻：ゴマを含む漢方薬（消風散）
もも	桃仁：トウニンを含む漢方薬（桂枝茯苓丸・桃核承気湯・大黄牡丹皮湯・疎経活血湯・潤腸湯　など）
やまいも	山薬：サンヤクを含む漢方薬（八味地黄丸・六味丸・牛車腎気丸・啓脾湯）
ゼラチン	阿膠：アキョウを含む漢方薬（猪苓湯・猪苓湯合四物湯・温経湯・芎帰膠艾湯・炙甘草湯）

21 「乳糖」の入った吸入薬は，乳アレルギーの子どもでは避けたほうがよい？

「乳糖不耐症」と「乳アレルギー」

　子どもと「乳糖」でよく問題になるものに「乳糖不耐症」があります．「乳糖不耐症」とは，乳糖を分解する酵素「ラクターゼ」が欠乏していることによって，乳糖をうまく消化できない状態のことで，腸内に分解できなかった乳糖が蓄積し，水分を多く引きよせることによって下痢や悪心・腹痛などの症状を引き起こします．大人でも大量の牛乳を飲むと乳糖の分解が追いつかず下痢をすることがありますが，これも一種の乳糖不耐症の状態といえます．

　このように「乳糖不耐症」は乳糖の分解に関する問題のため，乳タンパクに対してアレルギーを起こす「乳アレルギー」とは全く別のものですが，「乳アレルギー」でも牛乳を摂取した際に消化管症状が現れることがあるため，注意が必要です．

■ 引用文献
1) Ebisawa M, et al.：Japanese guidelines for food allergy 2017. Allergol Int 66：248-264, 2017
2) Nowak-Wegrzyn A, et al.：Contamination of dry powder inhalers for asthma with milk proteins containing lactose. J Allergy Clin Immunol 113：558-560, 2004
3) Su H-C, et al.：Comparative effectiveness of neuraminidase inhibitors in patients with influenza：A systematic review and network meta-analysis. J Infect Chemother 28：158-169, 2022
4) Hayden FG, et al.：Baloxavir Marboxil for Uncomplicated Influenza in Adults and Adolescents. N Engl J Med 379：913-923, 2018
5) Liu J-W, et al.：Comparison of Antiviral Agents for Seasonal Influenza Outcomes in Healthy Adults and Children：A Systematic Review and Network Meta-analysis. JAMA Netw Open 4：e2119151, 2021
6) Uyeki TM, et al.：Clinical Practice Guidelines by the Infectious Diseases Society of America：2018 Update on Diagnosis, Treatment, Chemoprophylaxis, and Institutional Outbreak Management of Seasonal Influenzaa. Clin Infect Dis 68：e1-e47, 2019
7) Bar-On O, et al.：Lactose-Containing Dry-Powder Inhalers for Patients with Cow's Milk Protein Allergy-The Conundrum；A National Survey of Pediatric Pulmonologists and Allergologists. J Clin Med 11：7346, 2022

（児島悠史）

製 剤

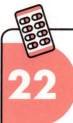

22 点眼薬の処方が複数ある場合，どういう順序で使うように指示すればよい？

POINT

- 点眼薬は「水性点眼液→懸濁性点眼液」の順で使うのが基本．
- 同じ性質の点眼薬同士の場合は"重要な薬"をあとにし，"洗い流し"の影響を避ける．
- 「ゲル化点眼液」は点眼液として最後に，「眼軟膏」はすべての点眼が終わってから使う．

薬剤師にできること

☞ 複数の点眼薬が処方されている場合に，それぞれの薬の特性に応じて適切な点眼の順序や時間間隔，注意点などを指導できる．

仮想症例

タリビッド点眼液 0.3% ……… 1瓶（一般名：オフロキサシン）
1回1滴　1日3回　両目
フルメトロン点眼液 0.02% … 1瓶（一般名：フルオロメトロン）
1回1滴　1日3回　両目

- 5歳2か月，女児
- 身長 108.5 cm　体重 18.2 kg
- 併用薬 アレジオン点眼液（アレルギー性結膜炎）
- 細菌性結膜炎の治療

Q 相談内容

医師

　子どもの細菌性結膜炎の治療に，抗菌薬とステロイドの点眼薬を使いたいが，この2つの点眼薬はどちらを先に使えばよいのだろうか．順序によって治療効果や安全性に差が生じる可能性があるのか，あるいは順序はあまり気にしなくてもよいのか，点眼と点眼の間は具体的に何分くらい時間をあければよいのか，もし何かわかるところがあれば教えてもらいたい．

薬剤師としての回答

『タリビッド点眼液』は水性点眼液，『フルメトロン点眼液』は懸濁性点眼液のため，基本的には水性点眼液である『タリビッド点眼液』を先に使うのが推奨されます．複数の点眼薬を使う場合，"先に使った薬液"が十分に吸収される前に，"あとで使った薬液"で洗い流されてしまうことが一番の問題になるため，吸収の速い水性点眼液を先に用いるのが基本になるからです．なお，続けて点眼を行う際には，先の点眼から一定の時間間隔を設ける必要があります．このとき必要になる時間間隔は，吸収の速い水性点眼液であれば5分程度，吸収の遅い懸濁性点眼液では10分以上とされています．そのため水性点眼液を先に使ったほうが時間もかからないですが，もし間違って先に懸濁性点眼液を使ってしまっても，次の点眼までしっかりと10分以上の間隔をあけることができれば，治療には大きな支障を生じないと考えられます．

ところでこの患者さんは，他院でアレルギー治療を目的に抗ヒスタミン薬の点眼薬『アレジオン点眼液』を処方されています．この薬も『タリビッド点眼液』と同じ水性点眼液ですが，同じ性質同士の点眼液の場合は，重要度の高い薬をあとで使うのが一般的です．これも，重要な薬を"洗い流し"の影響から守ることが目的です．これらを踏まえると，この患者さんの場合は『アレジオン点眼液（水性）』―（5分間隔）→『タリビッド点眼液（水性）』―（5分間隔）→『フルメトロン点眼液（懸濁性）』の順がよいと考えられます．

回答の根拠

「水性点眼液」と「懸濁性点眼液」の順序

複数の点眼薬を使う場合に注意しなければならないのは，"先に点眼した薬液"が"あとで点眼した薬液"で洗い流されてしまい，効果を得られなくなってしまうことです．そのため，続けて点眼する際には，"先に点眼した薬液"が十分に吸収されるのを待つ必要がありますが，この吸収にかかる時間は点眼液の性質によって異なります．

点眼薬は大きく分けて「水性」と「懸濁性」の二つに分類することができます．有効成分が水に溶けやすいものである「水性点眼液」は，点眼した際にも比較的すぐに吸収される傾向にあります．そのため，「水性点眼液」の次に点眼を行う際は5分程度の間隔で問題ない[1]とされています．一方，有効成分が水に溶けにくい「懸濁性点眼液」は吸収にもやや時間がかかるため，次の点眼を行う前に10分以上の間隔が必要[2]とされています（図1）．

そのため，「水性点眼液」→「懸濁性点眼液」の順に用いたほうが，必要な時間間隔が短くて

🧴 製剤

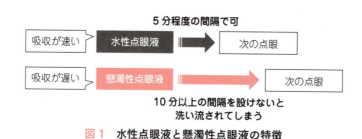

図1 水性点眼液と懸濁性点眼液の特徴

すみ，なおかつ吸収の遅い「懸濁性点眼液」の効果を"洗い流し"の影響から守りやすいことになります．一方で，もし「懸濁性点眼液」を先に使ってしまったとしても，それだけで何か治療に大きな支障をきたすというわけではないため，次の点眼まで10分以上の間隔をしっかりとあけることを徹底すれば，特に問題はないと考えられます．

- 同じ「水性点眼液」同士の場合は？

点眼薬の性質が同じもの同士の場合，基本的にはどちらを先に点眼してもよいですが，"先に点眼した薬液"は，"あとから点眼した薬液"によって少なからず洗い流されてしまいます．そのため，"重要な薬"をこの"洗い流し"の影響から守るためにあとで点眼する，というのが基本の考え方になります．薬の重要度の判断は個々の患者さんの状況にあわせて考える必要がありますが，本症例では，アレルギー治療の「アレジオン点眼液」よりも，抗菌薬の「タリビッド点眼液」のほうがより重要度が高いと判断し，その順序を提案しています．

- 「水性点眼液」のあとに設ける間隔は，1〜2分ではダメか？

吸収の早い「水性点眼液」であっても，あまり立て続けに次の点眼を行うと，十分に吸収される前に洗い流されてしまうことになります．実際，ウサギを使った実験において，「水性点眼液」であっても間隔をおかずに点眼した場合は房水内薬物濃度の低下が確認されており，その影響は30秒間隔で75％低下，1分間隔では50％低下，2分間隔では40％低下と非常に大きく，5分の間隔をあけることでようやく洗い流しの影響は消失することが確認されています[3]．個々の点眼液に関しての詳細なデータがない現状，これを参考に「水性点眼液」であっても5分の間隔を設ける必要がある，と考えるのが最も妥当と考えられます．

- 「水性」か「懸濁性」かの見分け方

「水性点眼液」か「懸濁性点眼液」かを見分けるには，薬の添付文書を確認するのが最も簡単です．「3.2 製剤の性状」の項目で，「水性点眼」とだけ書かれているものは「水性」，「水性懸濁点眼」のように"懸濁"の文字が入っているものは「懸濁性点眼液」と判断することができます（図2）．

なお，現在用いられている点眼薬のほとんどは「水性点眼液」のため，数が少ない「懸濁性点

22 点眼薬の処方が複数ある場合，どういう順序で使うように指示すればよい？

3.2 製剤の性状

販売名	タリビッド点眼液 0.3%
pH	6.0〜7.0
浸透圧比	0.95〜1.15
性　状	微黄色〜淡黄色澄明．無菌水性点眼剤

→ 水性

3.2 製剤の性状

販売名	フルメトロン点眼液 0.02%	フルメトロン点眼液 0.1%
pH	6.8〜7.8	
浸透圧比	0.9〜1.1	
性　状	振り混ぜるとき，白濁．無菌水性懸濁点眼剤	

→ 懸濁性

図2　点眼液の性状の確認方法
〔添付文書より抜粋〕

表1　おもな「懸濁性点眼液」

	一般名	商品名
製剤名から「懸濁性」とわかる	ネパフェナク	ネパナック懸濁性点眼液 0.1%
	ピレノキシン	ピレノキシン懸濁性点眼液 0.005%「参天」
	ブリモニジン+ブリンゾラミド	アイラミド配合懸濁性点眼液
	チモロール+ブリンゾラミド	アゾルガ配合懸濁性点眼液
	ブリンゾラミド	エイゾプト懸濁性点眼液 1% ブリンゾラミド懸濁性点眼液 1%「サンド」・「センジュ」・「ニットー」 レバミピド懸濁性点眼液 2%「参天」
製剤名からは「懸濁性」とわからない	フルオロメトロン	フルメトロン点眼液 0.02%，フルメトロン点眼液 0.1% フルオロメトロン点眼液 0.02%「センジュ」・「日点」・「ニットー」・「NIT」・「わかもと」 フルオロメトロン点眼液 0.05%「センジュ」・「日点」 フルオロメトロン点眼液 0.1%「センジュ」・「日点」・「ニットー」・「NIT」・「わかもと」
	タクロリムス	タリムス点眼液 0.1%
	ピマリシン	ピマリシン点眼液 5%「センジュ」
	レバミピド	ムコスタ点眼液 UD2%
	レボカバスチン	レボカバスチン点眼液 0.025%「杏林」・「サワイ」・「ニットー」・「FFP」・「JG」・「TS」・「VTRS」 レボカバスチン塩酸塩点眼液 0.025%「三和」・「わかもと」

眼液」のほうを意識しておくのがよいと考えられます．このとき，「懸濁性点眼液」の多くは商品名にも「懸濁性」であることが明記されていますが，なかには明記されていないものも含まれます．製剤名だけをみて「水性」か「懸濁性」かを判断すると間違うこともあるため注意が必要です（表1）．

製　剤

🔴 「ゲル化点眼液」や「眼軟膏」をどのタイミングで使うか

　点眼薬には近年，点眼した際に体温や涙に含まれる成分と反応してゲル化する「ゲル化点眼液」というものがあります．これは，点眼後に薬液がゲル化することによって眼に長時間とどまり，持続的に効果を発揮させるための製剤工夫ですが，子どもにも用いられるものでは『オフロキサシンゲル化点眼液 0.3%（わかもと）』などがあげられます（表2）．

　この「ゲル化点眼液」は，他の点眼液と混ざるときちんとゲル化しなくなるおそれがあるほか，立て続けに次の点眼液を使うとゲルごと洗い流されて持続的な効果を得られなくなってしまうため，前の点眼から 10 分以上の間隔をあけて，なおかつ点眼薬としては最後に使う必要があります[4]．

　また，眼に用いる「眼軟膏」がある場合は，すべての点眼薬を使い終わってから用いる必要があります[5]．軟膏基材には水をはじく性質があるため，「眼軟膏」のあとに点眼薬を使っても薬液がすべてはじかれてしまうことになり，その効果を得ることができないからです．また，点眼薬の後すぐに「眼軟膏」を使うと，薬が十分に吸収される前に薬液をはじいてしまうことになるため，「水性点眼液」のあとは 5 分以上，「懸濁性点眼液」のあとは 10 分以上の間隔をあけてから「眼軟膏」を使う必要があります．

表2　ゲル化する点眼薬

	商品名	一般名
体温に反応	オフロキサシンゲル化点眼液「わかもと」	オフロキサシン
	リズモン TG 点眼液	チモロール
涙液に反応	チモプトール XE 点眼液	
	ミケラン LA 点眼液	カルテオロール
	ミケルナ配合点眼液	カルテオロール＋ラタノプロスト

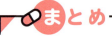
まとめ

　複数の点眼薬が処方されている場合，その治療に悪影響を及ぼすことがないよう，適切な順序・手順で点眼を行うことが必要です（図3）．このとき重要になるのが点眼薬の性質（水性・懸濁性・ゲル化）ですが，この性質は商品名や容器をみただけではわかりにくく，うっかり間違った認識のまま使ってしまうことがよくあるため注意が必要です．

　この点眼薬の"順序"が推奨される背景がわかると，いろいろと融通のきいた使い方もできるようになります．たとえば，点眼薬には"点眼の時間が厳密に指定されているもの"はほとんどありません．そのため，点眼の間隔を設けるのがむずかしい，順序をよく間違えてしまう，といった場合には，朝の点眼を「起床時」と「朝食後」，あるいは夜の点眼を「夕食後」と「就寝

前」に分割する，といった処方も可能です（図4）．その際，どちらを先に点眼するかは薬の特性や重要度から検討してもらえたらと思います．眼に使う薬がこんなにまとめて処方されるケースは滅多にありませんが，もし点眼の順序やタイミングに困った場合は，ぜひ参考にしてみてください．

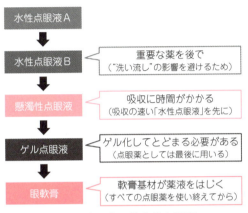

図3　点眼薬の基本的な順序

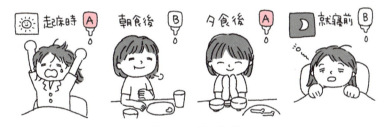

図4　点眼の分割

＋αのコラム

ステロイドの点眼薬の「強さのランク」は？

　ステロイドの点眼薬には「ベタメタゾンリン酸エステルナトリウム」「デキサメタゾンメタスルホ安息香酸エステルナトリウム」「フルオロメトロン」の3種があります．点眼薬では，塗り薬のような明確な強さのランク分けはされておらず，また動物実験でこの3種の抗炎症作用に明確な違いはない[6]ことが示唆されています．しかし，ステロイドは基本的に濃度依存的に作用が強力になることから，同成分のものであれば低濃度と高濃度で使い分けるのが基本になります．また，臨床的に「フルオロメトロン」はやさしめのステロイドとして扱われている[7]ことが多いようです．

🧴 製 剤

■ 引用文献

1) 参天製薬：タリビッド®点眼液0.3％添付文書. 2020　https://www.info.pmda.go.jp/go/pdf/300237_1319722Q1163_1_11（2024/6/27参照）
2) 参天製薬：フルメトロン®点眼液0.02％/0.1％添付文書. 2023　https://www.info.pmda.go.jp/go/pdf/300237_1315704Q1115_1_08（2024/6/27参照）
3) Sieg JW, et al.：Mechanistic studies on transcorneal permeation of pilocarpine. J Pharm Sci 65：1816-1822, 1976
4) わかもと製薬：オフロキサシンゲル化点眼液0.3％「わかもと」添付文書. 2023　https://www.info.pmda.go.jp/go/pdf/890016_1319722Q2020_1_09
5) 日東メディック：ゾビラックス®眼軟膏3％添付文書. 2023　https://www.info.pmda.go.jp/go/pdf/100461_1319719M1046_3_03（2024/6/27参照）
6) Yamauchi H, et al.：A new model of ocular inflammation in rabbits for evaluation of anti-inflammatory compounds. Jpn J Ophthalmol 22：243-249, 1978
7) 高村悦子：トピックス2 ステロイド点眼薬の使い方：コツと落とし穴. アレルギー 58：613-619，2009

（児島悠史）

薬の使い分け・使いどころ

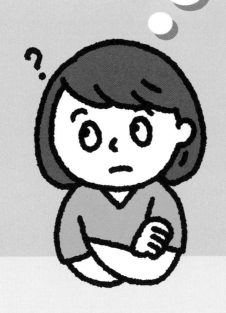

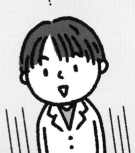

お悩みですか？

薬の使い分け・使いどころ

23 「飲みやすい，おいしい抗菌薬に変えてほしい」といわれたが，問題ないだろうか？

POINT

- 第三世代セフェム系の抗菌薬はおいしくて飲みやすいが，第一選択薬ではない．
- ピボキシル基をもつ抗菌薬では，低カルニチン血症のリスクもある．
- 「抗菌薬を変更しない」のは，意地悪ではなく，本当の意味で患者さんのことを考えているからだと伝える．

薬剤師にできること

☞ 患者さんに対して抗菌薬についてあらためて説明したり，薬の上手な飲ませ方を提案したり，もし薬を変更する際にはデメリットの小さな方法を提案したりできる．

仮想症例

クラバモックス小児用配合ドライシロップ……2.0 g
（一般名：アモキシシリン水和物・クラブラン酸カリウム）
1日2回朝夕食直前…3日分
- 3歳3か月，女児
- 身長 94.5 cm 体重 13.0 kg
- 併用薬 なし
- 中耳炎の治療

Q 相談内容

医師

　3歳の子どもの中耳炎治療に，ペニシリン系抗菌薬である「アモキシシリン」と，βラクタマーゼ阻害剤「クラブラン酸」の配合剤を使いたいが，別の病院（小児科）で処方された，おいしくて飲みやすかった抗菌薬に変えてほしい，とお願いされてしまう．似たようなお願いはよくあるので，あまり断り続けるのもどうかと思い，薬を変更することも考えているがどうだろうか．

23 「飲みやすい，おいしい抗菌薬に変えてほしい」といわれたが，問題ないだろうか？

A 薬剤師としての回答

確かに子ども用の抗菌薬，特に第三世代セフェム系抗菌薬はどれもわりとおいしいものになっているため服薬しやすく，お子さんや保護者からは人気があります．一方で，これら第三世代セフェム系抗菌薬は，中耳炎治療の第一選択薬ではなく，"耐性化"が懸念されるために限られた症例に使うような抗菌薬であるとともに，ピボキシル基を有する薬には低カルニチン血症のリスクもあります．これらを踏まえると，抗菌薬の変更は"最後の手段"としてはありですが，飲みやすさの観点だけで変更してしまうのはかなりデメリットも大きいと考えます．

薬局でも，第一選択薬である『クラバモックス小児用配合ドライシロップ』の上手な飲ませ方をいろいろな方法で提案してみますので，いったん，そのまま処方いただけますでしょうか．また，"意地悪"でおいしい薬に変えてくれないのではなく，これがお子さんの治療と安全性を踏まえた"やさしい判断"である，ということも，薬剤師からあらためて説明しておこうと思います．

回答の根拠

小児用の抗菌薬製剤の風味づけ

"苦さ"は，有害物質が口に入ったことを示すシグナルとして発達した味覚と考えられています．そのため，"苦さ"を感じるものに警戒心を抱くのは正常な反応といえますが，これは服薬を困難にしてしまう要因にもなります．このことから，ほぼすべての小児用の薬には，薬の"苦さ"を隠すためのさまざまな製剤工夫が施されており，抗菌薬の細粒やドライシロップ剤も，子どもが好む「イチゴ」や「オレンジ」を中心とした甘い味つけがされています（表1）．

しかし，そもそも薬自体に苦味があることが多いため，こうした味つけがあってもすべての薬が"お菓子のようにおいしい"ものになっているわけではありません．表面的には甘いものの，その裏に苦味の気配を強く感じる製剤や，薬の苦味を隠すために強い芳香をつけた結果，独特な風味になってしまっている製剤なども多くあります．つまり，どうしても「おいしい抗菌薬」と「おいしくない抗菌薬」という味による優劣が発生してしまいます．

このとき，第三世代セフェム系の抗菌薬はいずれも風味がよく，子どもにも人気のある製剤です．子どもの薬物治療では薬の味が服薬アドヒアランスに大きく影響する[1]ため，こうした"飲みやすい薬"を選ぶということも1つの大事な選択といえます．

薬の使い分け・使いどころ

表1 抗菌薬の小児用製剤につけられた風味

系統	製剤	成分	風味	風味の記載資料
ペニシリン系	サワシリン（細粒）	アモキシシリン AMPC	（オレンジ系）	（なし：著者の感想）
	ワイドシリン（細粒）	アモキシシリン AMPC	ミックスフルーツ	インタビューフォーム
	クラバモックス（ドライシロップ）	アモキシシリン＋クラブラン酸 AMPC＋CVA	ストロベリークリーム	メーカー資料
第三世代セフェム系	セフゾン（細粒）	セフジニル CFDN	ストロベリー	メーカー資料
	フロモックス（細粒）	セフカペン ピボキシル CFPN-PI	イチゴ	メーカー資料
	トミロン（細粒）	セフテラム ピボキシル CFTM-PI	イチゴ	インタビューフォーム
	メイアクト（細粒）	セフジトレン ピボキシル CDTR-PI	バナナ	インタビューフォーム
	バナン（ドライシロップ）	セフポドキシム プロキセチル CPDX-PR	オレンジ	インタビューフォーム
ペネム系	オラペネム（細粒）	テビペネム ピボキシル TBPM-PI	イチゴ	インタビューフォーム
キノロン系	オゼックス（細粒）	トスフロキサシン TFLX	イチゴ	インタビューフォーム
マクロライド系	クラリス（ドライシロップ）	クラリスロマイシン CAM	ストロベリー	インタビューフォーム
	ジスロマック（細粒）	アジスロマイシン AZM	（オレンジ系）	（なし：著者の感想）

「第三世代セフェム系抗菌薬」を優先的には使わない理由〜耐性化と低カルニチン血症のリスク〜

　抗菌薬の使用は，常に「耐性化」のリスクと隣あわせです．そのため不用意に抗菌薬を使うと，薬が効かない「耐性菌」を増やし，治療の選択肢を失ってしまうことにつながります．このことから，さまざまな機関が抗菌薬の適切な選択・使用を呼びかけていますが，その際に1つ参考になるのがWHO（世界保健機関）による「AWaRe分類」です[2]．
　「AWaRe分類」は，抗菌薬を適切な優先順位で使えるように3つのカテゴリーに分類したもの（表2）ですが，ここでは"飲みやすい薬"である第三世代セフェム系の抗菌薬は，「Access（第一選択薬）」ではなく，「Watch（耐性化が懸念されるため限られた適応に使うべき薬）」に分類されています．
　実際，小児の急性中耳炎の診療ガイドラインでも，第三世代セフェム系の抗菌薬はインフルエンザ菌に比較的良好な感受性があることから，治療の際の選択肢の1つにはあげられていますが，あくまでオプションの1つであり，第一選択薬はペニシリン系の抗菌薬である「アモキシシリン」が選ばれています[3]．これは，第三世代セフェム系の抗菌薬は広域スペクトラムなた

23 「飲みやすい，おいしい抗菌薬に変えてほしい」といわれたが，問題ないだろうか？

表2 おもな抗菌薬の AWaRe 分類

分類	意味	薬剤例
Access	一般的な感染症に対する第一選択薬	アモキシシリン，アモキシシリン＋クラブラン酸，アンピシリン，セファレキシン，セファゾリン
Watch	耐性化が懸念されるため限られた適応に使うべき薬	セフジトレン，セフカペン，テビペネム，クラリスロマイシン，レボフロキサシン
Reserve	最後の手段として温存すべき薬	リネゾリド

め，中耳炎のおもな原因菌であるインフルエンザ菌や肺炎球菌以外の菌に対しても不必要に作用し，「耐性菌」を生みやすいからです．

そのため，"飲みやすさ"という観点だけで，ペニシリン系の抗菌薬を第三世代セフェム系の抗菌薬に変更してしまうことは，表面上は患者さんに寄り添ったやさしい対応に思えるかもしれませんが，薬学的には非常にデメリットの大きな選択になってしまいます．特に，一度こうした理由で抗菌薬を変更してしまうと，次からもペニシリン系の抗菌薬は選択肢からはずされてしまうことが多いですが，その結果，第三世代セフェム系の抗菌薬のような広域スペクトラムの薬で治療される機会が増えるために耐性菌の発生や *C.difficile* による腸炎などを起こしやすくなる[4]おそれもあります．つまり，安易な抗菌薬の変更は今回の治療だけでなく，今後の感染症治療においても大きなデメリットを伴い続ける，ハイリスクな対応になる可能性があります．

- ピボキシル基を有する抗菌薬で起こる「低カルニチン血症」のリスク

さらに，"飲みやすい薬"である第三世代セフェム系の抗菌薬には，消化管からの吸収を改善する目的で「ピボキシル基」が付加されていることがあります（図1，表3）が，この「ピボキシル基」は体内で分離して「ピバリン酸」となり，代謝に「カルニチン」を消費します[5]．「カルニチン」は，脂肪酸のβ酸化の際に必要な物質ですが，この「ピボキシル基」の代謝に使われて枯渇してしまうと糖新生を行えなくなり，低血糖状態に陥ることがあります．実際に，ピボキシル基を有する抗菌薬で治療された子どもは，その他の抗菌薬で治療された子どもに比べて低血糖を起こしやすかった（OR＝1.18［95％ CI：1.12-1.24］）と報告されている[6]ことから，これは理論上のリスクではなく，実臨床上も注意すべきリスクといえます．

以上のことから，"飲みやすさ"の問題を解決するために，抗菌薬を「ピボキシル基を有する広域スペクトラムの薬」に変更する，という選択はできるだけ避けたほうが望ましく，まずは服薬方法の工夫などで対処を試みたほうがよい，といえます．このとき，

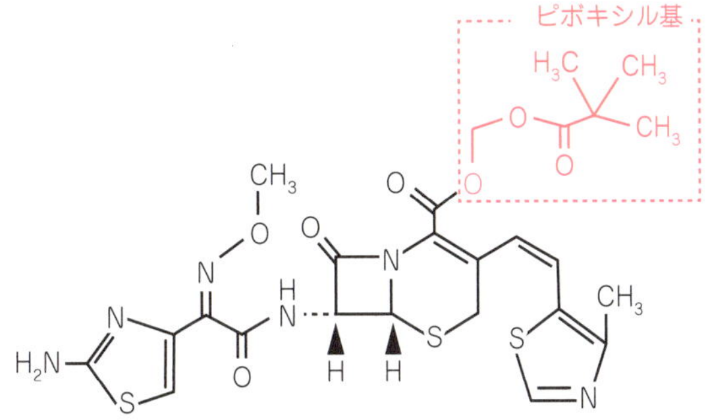

図1 「セフジトレン」に付加されている「ピボキシル基」

薬の使い分け・使いどころ

表3　子どもによく用いられる抗菌薬のうち「ピボキシル基」を有するもの

	先発医薬品
セフカペン ピボキシル（CFPN-PI）	フロモックス（細粒）
セフテラム ピボキシル（CFTM-PI）	トミロン（細粒）
セフジトレン ピボキシル（CDTR-PI）	メイアクト（細粒）
テビペネム ピボキシル（TBPM-PI）	オラペネム（細粒）

　どんな工夫をするのが適しているかは，その子どもの年齢や飲んでいる薬などによっても大きく変わる〔☞ No.5（p.24-28），6（p.29-33），7（p.34-38）〕ため，具体的な方法がわからない場合はぜひ薬剤師に相談していただければと思います．

　なお，第三世代セフェム系の抗菌薬のなかでも「セフポドキシム」は，「ピボキシル基」ではなく「プロキセチル基」が付加されています（図2）．この「プロキセチル基」は体内で「イソプロパノール」「アセトアルデヒド」「二酸化炭素」に分解され，「ピバリン酸」を生じないためカルニチンも消費しません．どうしても味のよい第三世代セフェム系の抗菌薬を使いたい場合には，少なくとも低カルニチン血症のリスクは確実に避けられる選択肢として，覚えておくと便利です．

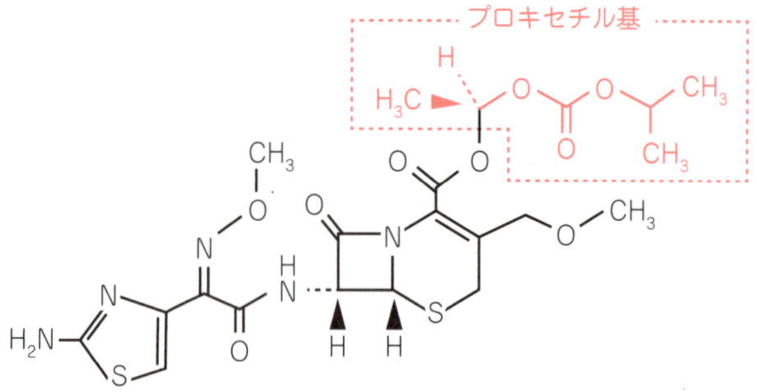

図2　「ピボキシル基」の代わりに「プロキセチル基」が付加されているセフポドキシム

まとめ

　子どもに薬をすんなりと飲ませるのは大変なため，抗菌薬を処方された際に「おいしい抗菌薬のほうがよい」と希望される方は少なくありません．しかし，こういう要望は，感染症の原因菌によって「抗菌薬」は明確に使い分ける必要があること，さらに不適切な選び方・使い方をすれば薬が効かない「耐性菌」を増やしてしまうこと等，抗菌薬についてあまりよく知らないために行ってしまう，というケースが多いと考えられます．"おいしい抗菌薬"に変えることでどのようなデメリットが生じるのか，またその飲みづらさはどうすれば軽減できるのか，といったことを薬局で薬剤師から丁寧に説明することでも，抗菌薬に対する認識や要望を変えることが可能[7]だからです．安易に得られる表面上の解決と満足のために，将来に残せる抗菌薬の数を減らしてしまったり，子どもに余分なリスクを負わせてしまったりすることがないような対応を考える必要があります．

なお，患者さんからの要望を聞き入れないことで，クリニックの評判が悪くなってしまうのではないか，と心配されるケースもあると思います．これに関しては，薬局等でも薬剤師から「安易に飲みやすい抗菌薬に変更しないのは，本当の意味で"やさしい"判断である」とフォローすることもできます．もし心配な場合は，"抗菌薬の適正使用"を推進するために必要な連携の1つとして，近隣の薬局等に一度声がけをしていただければと思います．

+αのコラム

「点耳」という選択肢

鼓膜換気チューブ留置などを行っている症例に限っては，抗菌薬を「点耳」で用いるという方法もあります[3]．「点耳」は，基本的に片耳につき1つの薬で1回10分程度かかり，これを1日2回行う必要があります．抗菌薬とステロイドを併用して薬が2種類ある場合などは，朝夕にかなりの時間を要することになるため，家庭で実施可能かどうか確認する必要があります．それでも内服の抗菌薬に比べれば有害事象が少なく，全身の細菌叢に与える影響も小さいため，症例によってはよい選択肢になります．

■ 引用文献

1) 岩井直一：服用性．小児科診療 63：1692-1704, 2000
2) WHO：WHO Access, Watch, Reserve (AWaRe) classification of antibiotics for evaluation and monitoring of use, 2021 https://iris.who.int/bitstream/handle/10665/345555/WHO-HMP-HPS-EML-2021.04-eng.xlsx?sequence=1（2024/6/3 参照）
3) 日本耳科学会，他（編）：小児急性中耳炎診療ガイドライン 2018．金原出版，2018 https://otology.gr.jp/common/pdf/guideline_otitis2018.pdf（2024/6/3 参照）
4) Macy E, et al.：Health care use and serious infection prevalence associated with penicillin "allergy" in hospitalized patients：A cohort study. J Allergy Clin Immunol 133：790-796, 2014
5) Melegh B, et al.：Pivampicillin-promoted excretion of pivaloylcarnitine in humans. Biochem Pharmacol 36：3405-3409, 1987
6) Tatebe Y, et al.：Hypoglycemia associated with pivalate-conjugated antibiotics in young children：A retrospective study using a medical and pharmacy claims database in Japan. J Infect Chemother 26：86-91, 2020
7) 児島悠史，他：ペニシリン系抗菌薬の「飲みづらさ」を理由に広域抗菌薬を希望する親に対する情報提供により意識改革させた症例．京都薬科大学紀要 2：74-77, 2021

（児島悠史）

24 ドラッグストアに，子どもにも使える解熱鎮痛薬は売っている？

POINT

- OTC 医薬品には，医療用医薬品と成分・含有量が全く同じ製剤もいくつかある．
- OTC 医薬品では，医療用医薬品にはない製剤工夫によって，より飲みやすくなっている場合がある．
- OTC 医薬品は，似たような名前で成分が全く異なる商品も多いため，正確な名称を指定する必要がある．

薬剤師にできること

☞ 求める製剤が OTC 医薬品に存在するかどうかを確認したり，まぎらわしい商品が多い OTC 医薬品のなかから適切な選び方や使い方の注意点について情報提供できる．

仮想症例

カロナール細粒 20%・・・0.75 g（一般名：アセトアミノフェン）
発熱時・・・・・・・・・・・・・・3 日分

- 3 歳 11 か月，女児
- 身長 98.8 cm 体重 15.0 kg
- 併用薬 なし
- 風邪の治療

Q 相談内容

医師

病院で処方された「アセトアミノフェン」を使い切ってしまったので，追加の薬がほしいと電話があった．熱もそこまで高くなく，薬もあくまで対症療法のものなので，わざわざこの土曜日の夜に夜間の病院を受診してまで処方してもらう必要はないと説明したが，少しでもよいから頓服薬をもっておきたいとのこと．発熱している子どもを家において病院へ来るのも大変だと思うので，

ドラッグストア等で薬を調達できればよいと考えたのだが，子どもでも使える解熱鎮痛薬はOTC医薬品として販売されているのだろうか？

薬剤師としての回答

子どもでも使える解熱鎮痛薬は，OTC医薬品にもいくつか商品があります．今回のように，保護者の監督のもとで3歳の子どもに使うのであれば，『小児用バファリンチュアブル』が最も適しているかと思います．この商品は「アセトアミノフェン」単独の製剤で，3歳の子どもから使える商品になっています．剤形は錠剤ですが，ラムネ菓子のように口の中で噛んだり溶かしたりして飲めるチュアブル錠で，オレンジ味の風味もつけられているため，医療用医薬品の「アセトアミノフェン」製剤よりも飲みやすいくらいです．

もし錠剤の服用がむずかしいということであれば，『ムヒのこども解熱鎮痛顆粒』はイチゴ味の粉薬です．「アセトアミノフェン」のほかに「アスコルビン酸（ビタミンC）」と「グリシン（アミノ酸）」が配合されますが，特にリスクのある成分ではないため，こちらも『カロナール細粒』の代用になると思います．

なお，OTC医薬品では"似たような名前"で"成分が全く異なる商品"がたくさんあります．たとえば"バファリン"とつく商品だけでも14種類は存在するため，『小児用バファリンチュアブル』や『ムヒのこども解熱鎮痛顆粒』という商品名は，そのまま正確にお伝えいただく必要があります．

回答の根拠

OTC医薬品の小児用「アセトアミノフェン」製剤

「アセトアミノフェン」は子どもの解熱鎮痛薬としてよく用いられる薬ですが，医療用医薬品だけでなく，ドラッグストア等で購入できるOTC医薬品としても多く販売されています（表1）．そのため，夜間や休診日など，病院での対応がむずかしいタイミングで子どもの"解熱鎮痛薬"を求められた際には，こうしたOTC医薬品を活用してもらうよう案内する，というのも1つの方法になります．特に，イチゴ味の顆粒剤や，噛んだり溶かしたりして服用できるチュアブル錠は，医療用医薬品には存在しない剤形のため，医療用医薬品が苦手な子どもにとっては，むしろOTC医薬品のほうが飲みやすい薬になるケースもあります．

医療用医薬品では，「アセトアミノフェン」は基本的に1回量を体重1kg当たり10～15mg程度で用いる[1]ため，体重15kgの3歳児であれば1回150～225mgくらいになります．一方，

薬の使い分け・使いどころ

表1 OTC医薬品の代表的な小児用の「アセトアミノフェン」単独製剤

商品名	使える年齢	製剤の特徴
ムヒのこども解熱鎮痛顆粒	1歳〜	・個包装の顆粒剤,イチゴ味,1箱8包入り（1包 150 mg） ・外箱にアンパンマンのイラストつき ・アスコルビン酸とグリシンを配合
小児用バファリンCII	3歳〜	・フルーツ味の小さい錠剤（1錠 33 mg） ・アスパルテーム（フェニルアラニン化合物）を含まない
小児用バファリンチュアブル	3歳〜	・水なしで,噛んだり溶かしたりして服用できるチュアブル錠 ・オレンジ味の錠剤（1錠 50 mg）
バファリンルナJ	7歳〜	・水なしで,噛んだり溶かしたりして服用できるチュアブル錠 ・フルーツ味の錠剤（1錠 100 mg） ・子どもが自分で管理服用することを目的にした製剤

表2 OTC医薬品として販売されている「アセトアミノフェン」単独製剤の1回量

	1歳以上	3歳以上	7歳以上	11歳以上	15歳以上
ムヒのこども解熱鎮痛顆粒 （1包 150 mg）	1/2包 (75 mg)	2/3包 (100 mg)	1包 (150 mg)	—	—
小児用バファリンCII （1錠 33 mg）	—	3錠 (99 mg)	4錠 (132 mg)	6錠 (198 mg)	—
小児用バファリンチュアブル （1錠 50 mg）	—	2錠 (100 mg)	3錠 (150 mg)	4錠 (200 mg)	—
バファリンルナJ （1錠 100 mg）	—	—	1錠 (100 mg)	2錠 (200 mg)	3錠 (300 mg)
カロナールA （1錠 300 mg）	—	—	—	—	1錠 (300 mg)
タイレノールA （1錠 300 mg）	—	—	—	—	1錠 (300 mg)

OTC医薬品では3歳児の1回量は99〜100 mgとやや少なめに設定されています（表2）.そのため,効き目は少しやさしめなものになると考えられますが,急場しのぎの対症療法としては許容範囲と考えられます.なお,OTC医薬品では『カロナールA』や『タイレノールA』なども「アセトアミノフェン」単独製剤ですが,これらの商品は15歳未満の子どもには使えないため,注意が必要です.

- OTC医薬品を,医療用医薬品と同じように年齢制限なく,10〜15 mg/kgで使ってもらってもよいか？

　同じ「アセトアミノフェン」の薬なのだから,医療用医薬品と同じように子どもに使ってもよいのではないか,という質問もよく受けることがあります.確かに,医療用医薬品のアセトアミノフェンには年齢制限はありませんし,1回量も10〜15 mg/kgのため,OTC医薬品もこれにならって用いても"薬学的な問題"はありません.

　しかし,こうしたOTC医薬品の使い方は,用法・用量から逸脱したもので,"適正使用"の範疇からははずれることになります.つまり,薬を使って何か大きな副作用等に見舞われた際に,

「医薬品副作用被害救済制度」の対象とならない可能性があります．そのため，OTC医薬品の年齢制限や用法・用量を無視して医療用医薬品と同じように使うというのは，"リスク管理"の観点からはかなり問題のある使い方になってしまう，という点に注意してください．

💊 OTC医薬品は，同じブランドや似た名前でも配合成分が全く異なる

医療従事者が，患者さんに「ドラッグストアでバファリンを購入してください」とだけ提案すると，患者さんはドラッグストアで表3のような"大量のバファリンシリーズ"を前に立ちつくすことになります．"バファリン"と名前のつくOTC医薬品は，少なくとも14種類以上存在するからです．「子ども用のバファリン」のような曖昧な伝え方も，『キッズバファリン』や『バファリンジュニアかぜ薬a』などがあり，どれのことなのかわからず混乱のもとです．

なお，これらバファリンシリーズにおいても，熱性けいれんの持続時間を長引かせるおそれのある鎮静性の抗ヒスタミン薬（クロルフェニラミン，ジフェンヒドラミン）[2]，インフルエンザや水痘の際にはライ症候群のリスクを高めるおそれのある「アスピリン」[3] など，子どもの発熱時には避けたほうがよい成分のほか，濫用リスクのある「メチルエフェドリン」[4]，睡眠を妨害するおそれのある「カフェイン」[5]，さらに有用性があやしいうえに，習慣性があって皮膚障害[6] や慢性中毒[7] の報告も多い催眠鎮静薬の「アリルイソプロピルアセチル尿素」など，"薬学的にはおすすめできない成分"まで配合された商品も多く販売されています．正確な商品名を伝えることは，間違ってこうしたハイリスクな商品を買ってしまわないためにも重要です．

表3 "バファリン"と名前のつくOTC医薬品のおもなもの

商品名	配合成分
キッズバファリンかぜシロップP/S	アセトアミノフェン，デキストロメトルファン，メチルエフェドリン，グアイフェネシン，ジフェンヒドラミン
キッズバファリンシロップS	アセトアミノフェン，ジフェンヒドラミン
キッズバファリンせきどめシロップS	デキストロメトルファン，メチルエフェドリン，グアイフェネシン，ジフェンヒドラミン，キキョウ流エキス，セネガ流エキス
キッズバファリン鼻炎シロップS	クロルフェニラミン，メチルエフェドリン，サイシン流エキス
小児用バファリンCII	アセトアミノフェン
小児用バファリンチュアブル	アセトアミノフェン
バファリンルナJ	アセトアミノフェン
バファリンルナi	イブプロフェン，アセトアミノフェン，カフェイン，乾燥水酸化アルミニウムゲル
バファリンA	アスピリン，合成ヒドロタルサイト
バファリンライト	アスピリン，乾燥水酸化アルミニウムゲル
バファリンジュニアかぜ薬a	アセトアミノフェン，デキストロメトルファン，メチルエフェドリン，グアヤコール，クロルフェニラミン，カフェイン
バファリンプレミアム	イブプロフェン，アセトアミノフェン，アリルイソプロピルアセチル尿素，カフェイン，乾燥水酸化アルミニウムゲル
バファリンプレミアムDX	イブプロフェン，アセトアミノフェン，カフェイン，乾燥水酸化アルミニウムゲル

🔲 薬の使い分け・使いどころ

　ちなみに日本の消費者は，OTC医薬品を選ぶ際に成分や効能ではなく，ブランド名を重視して選ぶ傾向にある[8]，ということがわかっています．つまり，今回のようなケースでも，「似た名前の商品がたくさんある」ので注意するようにひとこと添えておかないと，「バファリンを買えばよいといわれた」くらいにしか認識しない可能性があります．商品名は最初から最後まで，アルファベットなども含めて正確に伝達し，患者さんにもメモ等をとってもらうようにしてください．

💊 医療用と同一成分の OTC 医薬品

　「アセトアミノフェン」のほかにも，医療用医薬品と全く同一成分のOTC医薬品はたくさん販売されており，子どもが使えるものも増えています（表4）．適応症や用法・用量，年齢制限などがより厳しく制限されていることも多いですが，存在を知っておくだけでも対応の幅は広がります．昨今，処方箋応需をメインに行っている保険薬局でも，こうしたOTC医薬品はいくつか在庫していることが多いため，もし情報や商品案内が必要になった際には，一度薬局まで問い合わせをいただければと思います．

　なお，「イブプロフェン」や「デキストロメトルファン」，「カルボシステイン」なども，医療

表4　子どもでも使える医療用医薬品の代用になるOTC医薬品の例

成分	医療用医薬品	OTC医薬品	使える年齢
アセトアミノフェン	カロナール	ムヒのこども解熱鎮痛顆粒	1歳〜
	カロナール	小児用バファリンCII 小児用バファリンチュアブル	3歳〜
フェキソフェナジン	アレグラ	アレグラFXジュニア	7歳〜
酸化マグネシウム	マグミット	酸化マグネシウムE便秘薬	5歳〜
水酸化マグネシウム	ミルマグ	錠剤ミルマグLX	5歳〜
ジフェンヒドラミン＋ジプロフィリン	トラベルミン配合錠	トラベルミン・ジュニア	5歳〜
生菌製剤	ビオフェルミン ビオスリー	新ビオフェルミンS細粒 ビオスリーH散剤	3か月〜
		新ビオフェルミンS錠 ビオスリーHi錠	5歳〜
アシタザノラスト	ゼペリン点眼液	アレジフェンス	7歳〜
ペミロラスト	ペミラストン点眼液	ノアールPガード点眼液	7歳〜
人工涙液	マイティア点眼液	ソフトサンティア	制限なし
白色ワセリン	プロペト	プロペトピュアベール	制限なし
ヘパリン類似物質	ヒルドイド	ヒルマイルド （クリーム/スプレー/ローション）	制限なし
ベタメタゾン吉草酸エステル	リンデロンV	リンデロンVs （軟膏/クリーム/ローション）	制限なし
ヒドロコルチゾン酪酸エステル	ロコイド	ロコイダン （軟膏/クリーム）	制限なし
トリアムシノロンアセトニド	オルテクサー	アフタガード	制限なし
アズレンスルホン酸ナトリウム	アズノールうがい液	浅田飴AZうがい薬	制限なし
サリチル酸メチル	MS冷シップ	サロンパス	制限なし

用医薬品と同一成分・同一含有量・同一剤形の製剤がOTC医薬品として販売されていますが，いずれも医療用医薬品と違って15歳未満には使えないことに注意が必要です．

まとめ

　OTC医薬品は，医療用医薬品に比べて"大きく劣る"と考えている方も多いですが，近年は医療用医薬品と同一成分・同一含有量・同一剤形のOTC医薬品も多く登場しています．軽い症状に対するセルフメディケーションの実践に限らず，病院が閉まっている休日や夜間などに急遽，対症療法の薬が必要になった際にも，その期間を乗り切るための切り札として活用することができます．ただし，医療用医薬品と同一成分のものであっても，OTC医薬品は用法・用量や年齢制限，適応症などがより厳しく制限されていることが多く，医療用医薬品と同じ使い方をしていると，万が一の際に「医薬品副作用被害救済制度」の対象外となってしまうおそれがあります．必ずOTC医薬品の添付文書を確認したうえで用いる必要があります．

　また，OTC医薬品には非常によく似た名前で全く異なる配合成分の商品が多く，患者さんが希望する商品を迷わず購入するのがむずかしい状況にあります．もし間違って"似た名前の別商品"を購入してしまうと，そこには"使ってほしくない"ような，リスクの高い成分が配合されていることも多いため，商品名は正確に伝えることが重要です．

　医療用医薬品の代替となりうるOTC医薬品があるかどうか，正確な商品の選び方や実際にその薬を使ううえでどんな点に注意すればよいか，といった細かいことがわからない場合には，ぜひお近くの薬剤師まで相談いただければと思います．

+αのコラム

OTC医薬品の情報を検索する方法

　まぎらわしい商品の多いOTC医薬品ですが，医薬品医療機器総合機構（PMDA）の一般用医薬品・要指導医薬品の情報検索（https://www.pmda.go.jp/PmdaSearch/otcSearch/），あるいは日本OTC医薬品協会のWebサイト（https://search.jsm-db.info/）を活用することで，商品や含有成分の特定，詳しい用法・用量の確認をすることができます．

　ただし，これらのデータベースからは，すでに消費期限内のロットが存在しない商品は基本的に削除されています．患者さんの"家にあった古い常備薬"などはヒットしないこともありますが，その場合はそもそも期限切れ商品の使用は避ける（※特に2019年以前の小児用の薬には，現在は"禁忌"になっているコデイン類が配合されていることがある）ように指導してください．

🔴 薬の使い分け・使いどころ

■ 引用文献

1) あゆみ製薬：カロナール細粒 20％　添付文書．https://www.ayumi-pharma.com/upd/med/att_document/10/cl_fg_pi.pdf（2024/6/10 参照）

2) Sugitate R, et al.：The effects of antihistamine on the duration of the febrile seizure：A single center study with a systematic review and meta-analysis. Brain Dev 42：103-112, 2020

3) Mizuguchi M, et al.：Acute encephalopathy associated with influenza and other viral infections. Acta Neurol Scand 115(4 Suppl)：45-56, 2007

4) 厚生労働省：濫用等のおそれのある医薬品について．2023　https://www.mhlw.go.jp/content/11121000/001062520.pdf（2024/6/10 参照）

5) Gardiner C, et al.：The effect of caffeine on subsequent sleep：A systematic review and meta-analysis. Sleep Med Rev 69：101764, 2023

6) Hasegawa S, et al.：Adverse Event Trends Associated with OTC Analgesic and Antipyretic Drug：Data Mining of the Japanese Adverse Drug Event Report Database. Yakugaku Zasshi137：1301-1311, 2017 [Article in Japanese]

7) JORON GE, et al.：Fatal poisoning by sedormid (allyl-isopropyl-acetyl urea). Can Med Assoc J 68：62-63, 1953

8) Aoyama I, et al.：Self-medication behaviors among Japanese consumers：sex, age, and SES differences and caregivers' attitudes toward their children's health management. Asia Pac Fam Med 11：7, 2012

（児島悠史）

薬の使い分け・使いどころ

25 「熱さまし」の薬, 体温が何℃になったら使う？
（熱性けいれんを心配する保護者より）

POINT

- 「熱さまし」を使う体温の基準に明確な根拠はなく, いろいろなめやすがある.
- 「熱さまし」の目的は, 体温を平熱に戻すことではなく, 高熱によるつらさをやわらげること.
- 発熱や熱性けいれん, 解熱薬に関してはさまざまな誤解があり, それによって保護者の薬の使い方は大きく変わる.

薬剤師にできること

☞ 「熱さまし」の目的や患者背景を踏まえて"どんなときに使えばよいか"という具体的なめやすを例示したり, 場合によっては医師と情報共有し, 患者さんには医師と薬剤師で"同じめやす"で説明できるようめやすを統一したり, といった対応ができる.

仮想症例

【般】アセトアミノフェン細粒 20％ ･･･ 3.0 g
　　　発熱時 ･･････････････････････ 5回分

- 3歳11か月, 女児
- 身長 99.0 cm　体重 15.0 kg
- 併用薬 なし
- 発熱（38.3℃）, 2歳で熱性けいれんの経験あり

Q 相談内容

医師

　　　いつも熱さましの「アセトアミノフェン」は「38℃くらい」をめやすに使うように説明しているが, 他の病院では「37.5℃」といわれていたようで, どちらが正しいのかという質問を受けた. 確かにあまり厳密に考えたことはなかったのだが, 何か基準はあるのだろうか. 保護者は, 熱性けいれんをまた起

薬の使い分け・使いどころ

こすのではないかと心配されている様子なので，何かよいアドバイスができればと思うのだが……．

A 薬剤師としての回答

　薬剤師としても「38℃くらい」が妥当と思います．子どもの熱さましを使うめやすは，「37.5℃」から「38.5℃」くらいまでさまざまなものがありますが，日本の感染症法の定義だったり，あるいは海外で用いられている「華氏」のキリのよい数字の換算だったりと，あまり医学的・薬学的な根拠のあるものではありません．そのため，だいたい38℃くらいで，「熱でつらそうにしているとき」，あるいは「元気がないとき」や「なかなか寝つかないとき」など，体温とあわせてお子さんの様子もめやすにするようお伝えすることがあります．単に体温のめやすを伝えるだけでは，「38℃にならないと使ってはいけない」「38℃を超えたら使わなければならない」と勘違いされてしまうケースも多いからです．

　なお，熱性けいれんの再発を心配されているとのことですが，子どもの発熱に関しては「発熱そのものが体に有害で，熱性けいれんを起こすと脳に損傷を起こす，今後の発育に悪影響が出る」と誤解していて，その予防のために熱さましをきっちりと管理して使わなければならないと考えている保護者の方も少なくありません．一方で，「熱さましを使うと病気の治りが悪くなるので，なるべく我慢したほうがよい」と考えている人もおられます．その保護者の方がどちら寄りの考え方をしているかによって，熱さましを使う目的やアセトアミノフェンの安全性などもあわせて説明するのがよいかもしれません（表1）．

表1　発熱や解熱薬に関してよくある誤解の例

- ○○℃以上になったら，解熱薬を使わなければならない
- ○○℃以下では，解熱薬を使ってはいけない
- 「熱性けいれん」を起こすと脳に障害が起こり，成長に悪影響を及ぼす
- 解熱薬で熱を下げれば，風邪などの感染症は早く治る
- 解熱薬を使うと風邪の治りが悪くなるので，なるべく我慢したほうがよい
- 解熱薬を使えば，体温は平熱（36.5℃付近）にまで下がる
- 解熱薬は，飲み薬より坐薬のほうが早く効く

25 「熱さまし」の薬，体温が何℃になったら使う？（熱性けいれんを心配する保護者より）

回答の根拠

熱さましを使う「体温のめやす」の根拠

　必要に応じて使う頓服薬は，「1日3回毎食後」と服用のタイミングが決められている薬と違って，自分で薬を使うかどうかを判断し，使うのであればその適切なタイミングも見計らう必要があります．そのため，患者さんは「どういうときには使ってよいのか」「どんなときは使わないほうがよいのか」「使うとすればいつ使えばよいのか」という判断に迷うことが多く，薬局でもこうした服用のタイミングに関する質問を受けることは非常によくあります．

　子どもの発熱に対する「アセトアミノフェン」などの解熱薬はその最たる例で，「体温が何℃を超えたら使えばよいのか」ということは多くの保護者が疑問に感じやすいポイントです．ところが，これに関しては医師や薬剤師，あるいは医療機関などのWebサイトでも「37.5℃」「37.8℃」「38.0℃」「38.5℃」などさまざまなめやすが用いられており，特に統一されていないため，より混乱を招く原因にもなっています．

　ここで重要なのは，そもそもこれらの数字は特に医学的・薬学的な根拠のあるものではなく，いずれも法律の定義や海外で用いられる華氏とのきりのよい換算結果など，単なる1つのめやすにすぎない，という点です（表2）．そのため，どの数字が"正しい"のかといった厳密なことを考える必要はなく，およそ37.5～38.5℃くらいの間で判断すればよいことになります．

　発熱に対する解熱薬は，感染症の根本的な治療のためではなく，"高熱によるつらさ"をやわらげる目的で用いるもののため，体温の測定結果にかかわらず，"高熱によるつらさ"があるときに使ってもらうように伝えるのが最も適切と考えられます．ただし，小さな子どもは自分で自分の症状を説明することができないため，この"高熱によるつらさ"を推し量るものとして「38.0℃くらい」を1つのめやすにする，あるいは「いつもより元気がない」「水分をあまりとりたがらない」「夜になってもなかなか寝つかない」といった様子を参考にする，といったアドバイスも重要になります．

- 「体温」は，使う機器や測定場所によっても変動する

　近年の体温計はデジタル表示のため，「37.9℃ならまだ使わないほうがよいのか？」といった，0.1℃刻みの細かな数字の線引きに悩む保護者の方も少なくありません．しかし，体温計の測定結果は，使うデバイス[1]や測定場所[2]によっても0.5℃ほどの差が生じることがわかっています．

表2　解熱薬を使うめやすの体温と，その基準

37.5℃	日本の感染症法で「発熱」と定義される体温
37.8℃	華氏100度［(37.8×1.8)+32］
38.0℃	日本の感染症法で「高熱」と定義される体温
38.5℃	華氏101度に近似

薬の使い分け・使いどころ

そのため，体温計の測定結果の数字自体が"めやす"であり，絶対的な指標とはならない，ということも知っておく必要があります．

熱性けいれんに対するいろいろな誤解

　日本人には，「熱性けいれん」は脳に損傷を与えるため，解熱薬を厳格に管理・使用しなければならないと誤解している人が多い[3]，とされています．しかし，基本的に「熱性けいれん」自体はそこまで有害なものではなく，またその発症歴や回数も知的能力（IQ）や体の成長に影響しないことがわかっています[4,5]．子どもが「熱性けいれん」を経験していると，その再発を強く心配される方も多いですが，再発率は全体でも30％程度で，家族に熱性けいれんの既往がある，1歳未満での発症，発熱から発作までが1時間未満，39℃以下の発熱で発作を起こした等の再発リスクを抱えていない子どもでは15％にも満たないとされており[6]，そんなに頻繁に起こるものでもありません．そのため，基本的に「熱性けいれん」をすごく強くこわがる必要はない，ということをまずは知ってもらうことも必要です．

　また，解熱薬で「熱性けいれん」の再発を抑制できるという明確な根拠はなく，ガイドラインでも解熱薬はあくまで"高熱によるつらさ"や保護者の不安への選択肢として有用だと記載されているにとどまります[6]．そのため，「熱性けいれん」の経験があるからといって，特に解熱薬を"厳格に扱わなければならない"と気負う必要もなさそうです．ただ，体温が「38.0℃」を超えるのをめやすに解熱薬を用いることで，熱性けいれんの再発率を軽減できた[7]とする日本の報告もあるため，1つのわかりやすい安心材料として「38.0℃をめやすに使っておいて損はない」というアドバイスはできるかもしれません．

発熱や解熱薬に対するいろいろな誤解

　日本では，風邪薬のテレビCMなどの影響によって，"薬で熱を下げると風邪などの感染症が早く治る"と誤解している人が多いとされています[8]．しかし，解熱薬は熱を下げることで"高熱によるつらさ"をやわらげるのに役立ちますが，これによって風邪などの感染症が早く治るわけではありません[9]．そのため，多少は熱があっても子どもが元気そうにしていれば，無理に解熱薬を使う必要はありませんし，逆に子どもが"つらそうにしている"のであれば，体温がそれほど高くない状況で使ってもらっても特に問題ありません．

　日本人には，発熱そのものはそれほど有害なものではない，と理解している人が多いです[10]が，世のなかには「薬を使わないと体温は無制限に高くなっていく」「発熱は脳に障害を起こす」といった恐怖から，眠っている子どもをわざわざ起こしてまで解熱薬を使う[11,12]，といった保護者も少なくありません．こうした間違った認識から，不必要なまでに解熱薬を使い過ぎてしまうようなケースには注意が必要です．

　一方で，解熱薬を使うと風邪などの治りが悪くなる，といった誤解から，解熱薬をなるべく使わずに我慢しようとしてしまうケースもありますが，熱を下げても風邪の治りが悪くなることも

25 「熱さまし」の薬，体温が何℃になったら使う？（熱性けいれんを心配する保護者より）

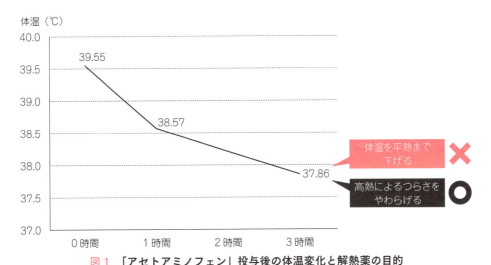

図1 「アセトアミノフェン」投与後の体温変化と解熱薬の目的
〔Karbasi SA, et al. : Comparison of antipyretic effectiveness of equal doses of rectal and oral acetaminophen in children. J Pediatr (Rio J) 86 : 228-232, 2010〕

ありません[9]．熱さましに頓服薬として用いる場合，「アセトアミノフェン」は非常に安全性が高く，基本的に厄介な副作用の心配もほとんどないため，"あえて薬を使わずに我慢する"ことのメリットも特にありません．もし薬を使うことを躊躇してしまう誤解があれば，丁寧に解消していくことが大切です．

●熱さましを使っても，体温が平熱まで戻らない？

発熱時に「アセトアミノフェン」を使って下がる体温は，1時間で0.7〜1.0℃，3時間で1.7℃ほどとされています[13]．ほんの1.0℃くらいでも熱が下がって体が楽になれば，それで薬の役割は果たされていることになります（図1）．

ときどき，解熱薬を使えば平熱の「36.5℃」付近にまで体温が下がると誤解しているために，実際にはしっかりと薬の効果が発揮されているのに「薬が効いていない」と勘違いし，必要以上に解熱薬を追加で飲ませようとしてしまうことがあります．特に，「アセトアミノフェン」による解熱効果は3時間後が最大[14]で，4〜5時間ほど持続する[15]とされていますが，この時間帯に"体温が平熱まで下がらない"ことを理由に薬を追加で使ってしまうことはよくあります．熱さましの「アセトアミノフェン」は，投与量が少しくらい多くなっても特に目立ったリスクのあるものではありませんが，効かない薬だと間違ったイメージを抱いてしまうことや，薬の無駄遣いをしてしまうことは避けられるよう説明が必要です．

●解熱薬は，「坐薬」のほうが早く効く？

子どもに用いる「アセトアミノフェン」の解熱薬には，内服薬と坐薬があります．投与が簡単な内服薬，効き目が早い坐薬……というイメージで語られることも多いですが，実際のところ解

153

📦 薬の使い分け・使いどころ

熱効果の強さ，効果発現の速さ，効果の持続時間は経口投与と直腸投与で変わりません[16]．むしろ，坐薬では100％溶出までにかかる時間が38分から124分と，投与後の挙動に大きなばらつきがあることが指摘されており[17]，口から薬を飲める状況であれば，投与が簡単で，なおかつ動態の安定した内服薬を選ぶのが基本になります．

まとめ

「解熱薬を使うタイミング」は，患者さんからもよく質問されるテーマです．しかし，これには特に明確な基準が存在しないために，"人によって違うめやす"を答えてしまうことが多く，「さっき医師からは38.5℃といわれたが，薬剤師には38.0℃といわれた．困ってインターネットで調べたら今度は37.8℃と書いてあった」といったことも起こり，患者さんをより混乱させる原因にもなっています（図2）．体温はあくまで1つのめやすであること，さらに解熱薬の目的は"高熱によるつらさ"の解消であることを踏まえた説明が必要です．場合によっては処方箋の用法に「目安：〇〇℃以上」と記載する，あらかじめ情報・意見交換をしておくといった方法で，医師・薬剤師・看護師間で説明内容に食い違いがないように統一しておくことも必要かもしれません．

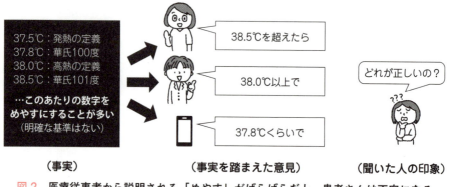

図2 医療従事者から説明される「めやす」がばらばらだと，患者さんは不安になる

また，「アセトアミノフェン」などの解熱薬に関しては，その目的だけでなく効果や安全性についてもいろいろと誤解しているケースも多いです．"解熱薬を使わなければ治らない"，"解熱薬を使えば平熱にもどるはずだ"と薬の効果を過大評価していることによる「使い過ぎ」，あるいは逆に"解熱薬を使うと治りが悪くなる"，"解熱薬は体に悪いのでなるべく我慢したほうがよい"と薬の安全性を過小評価していることによる「使わなさ過ぎ」，どちらの場合も子どもが不利益をこうむることになってしまいます．保護者の方の考え方によって，臨機応変に説明の仕方や方向性を変えていくことが重要です．

「冷感ジェルシート」の効果は？

子どもが発熱した際，ドラッグストア等で「冷感ジェルシート」を購入する保護者の方が多くおられます．こうした「冷感ジェルシート」は，確かに貼った際に"ひんやり"と感じるので気持ちはよいかもしれませんが，解熱薬の代わりに用いることはできません．特に乳幼児では，はがれたシートが口をふさいで窒息してしまう事故も起こっている[18]ため，熱さましを目的に用いることは避けるよう注意喚起が必要です．

なお，"冷やす作用が全くない"かというと，そういうわけではありません．シート1枚（15g程度）に含まれる水分量を10g+αと仮定すると，これがすべて気化した場合には6.0 kcal程度，つまり75gの氷が溶ける程度の冷却効果は得られる計算になります（図3）．

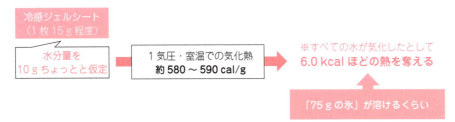

図3 冷感ジェルシートによる気化熱で奪える熱の計算

ただし，氷のように短時間で溶けて効率よく熱を奪ってはくれないこと，そもそもシートがカサカサになって含有水分がすべて気化するまで貼り続けることは非現実的であること，さらに，これを長時間貼り続けていると皮膚からの放熱が妨げられること等を踏まえると，理論上は"冷やす作用"が存在しても，これによって子どもが有意義な解熱効果を得るのは困難と考えるのが妥当です．"タオルを巻いた保冷剤"を使ったほうが，よほど効果的です．

■ 引用文献

1) Jensen BN, et al.：Accuracy of digital tympanic, oral, axillary, and rectal thermometers compared with standard rectal mercury thermometers. Eur J Surg 166：848-851, 2000
2) Craig JV, et al.：Temperature measured at the axilla compared with rectum in children and young people：systematic review. BMJ 320：1174-1178, 2000
3) Sakai R, et al.：Parental knowledge and perceptions of fever in children and fever management practices：differences between parents of children with and without a history of febrile seizures. Pediatr Emerg Care 25：231-237, 2009
4) Ellenberg JH, et al.：Febrile seizures and later intellectual performance. Arch Neurol 35：17-21, 1978
5) Verity CM, et al.：Febrile convulsions in a national cohort followed up from birth. II--Medical history and

薬の使い分け・使いどころ

  intellectual ability at 5 years of age. Br Med J (Clin Res Ed) 290：1311-1315, 1985
6) 日本小児神経学会（監修）：第2部 各論 6 治療（3）解熱薬．熱性けいれん（熱性発作）診療ガイドライン 2023．診断と治療社，72-84，2023
7) Murata S, et al.：Acetaminophen and Febrile Seizure Recurrences During the Same Fever Episode. Pediatrics142：e20181009, 2018
8) 岸本桂子，他：消費者の総合感冒薬に対する知識・理解と購入時の情報源の関連性．社会薬学 34：7-19，2015
9) Kim SY, et al.：Non-steroidal anti-inflammatory drugs for the common cold. Cochrane Database Syst Rev 2015：CD006362, 2015
10) Ng HL, et al.：Parental knowledge, attitudes, and practices towards childhood fever among South-East and East Asian parents：A literature review. PLoS One 18：e0290172, 2023
11) Kwak YH, et al.：Fever phobia in Korean caregivers and its clinical implications. J Korean Med Sci 28：1639-1644, 2013
12) Crocetti M, et al.：Fever phobia revisited：have parental misconceptions about fever changed in 20 years? Pediatrics 107：1241-1246, 2001
13) Karbasi SA, et al.：Comparison of antipyretic effectiveness of equal doses of rectal and oral acetaminophen in children. J Pediatr (Rio J) 86：228-232, 2010
14) Kauffman RE, et al.：Antipyretic efficacy of ibuprofen vs acetaminophen. Am J Dis Child 146：622-625, 1992
15) Temple AR, et al.：Dosing and antipyretic efficacy of oral acetaminophen in children. Clin Ther 35：1361-1375.e1-45, 2013
16) Tantivit N, et al.：Antipyretic Effectiveness of Oral Acetaminophen Versus Rectal Acetaminophen in Pediatric Patients With Fever. Hosp Pediatr 12：e201-e207, 2022
17) 黒田裕子，他：溶出性・分割性からみた市販アセトアミノフェン坐剤の比較．医療薬学 41：714-721，2015
18) 国民生活センター：平成16年度独立行政法人国民生活センター業務実績報告書．2005　https://www.kokusen.go.jp/hello/pdf/g_gyoumu04.pdf（2024/6/11 参照）

（児島悠史）

薬の使い分け・使いどころ

26 子どもの風邪の咳止め，何を使えばよい？

POINT

- 風邪などの急性の咳に対し，プラセボを上まわる効果が確認されている咳止めは少ない．
- 「デキストロメトルファン」は効果が確認されている貴重な咳止めだが，副作用も多い．
- 咳の緩和には，ハチミツや去痰薬，漢方薬も活用できる．

薬剤師にできること

☞ 風邪の咳に効果の確認されている咳止めを選択したり，咳の緩和に有用な代替案を提示したりできる．

仮想症例

【般】デキストロメトルファン錠 15 mg … 3 錠
　　　1 日 3 回　毎食後 ………………… 5 日分

- 9歳0か月，女児
- 身長 130.1 cm　体重 27.6 kg
- 併用薬 フルボキサミン（強迫性障害の治療）
- 急性上気道炎の治療

Q 相談内容

医師

　急性上気道炎（風邪）で，特に夜間の咳がひどく眠れないことから「咳止め」の処方を希望された．多くの咳止めはエビデンス面でもあやしく，あまり気軽に使えるものではないが，親子ともにここ数日あまり眠れていないとのことで，何か対処が必要だろうと考えている．こういう場合，たくさんある薬のうち，どの咳止めを選ぶのが妥当だろうか．また，咳止め以外にも何か子どもの咳の緩和に役立つ薬があれば教えてもらいたい．

薬の使い分け・使いどころ

A 薬剤師としての回答

　確かに，風邪などの急性の咳に対して中枢性鎮咳薬はほとんど効果を期待できないことから，使用は推奨されていません．ただ，そのなかでも「デキストロメトルファン」は唯一，子どもの急性の咳に対しても一定の効果が確認されているため，今回のように夜も眠れないような咳に用いるのは妥当と思われます．

　ただ，もともと子どもに対する「デキストロメトルファン」投与では副作用も多いですが，併用薬の「フルボキサミン」との相互作用でそのリスクはややほかの子どもよりも高めといえます．そのため，もしより安全性を重視するのであれば，「デキストロメトルファン」を夜1回に減らし，その代わりに咳に対する有効性が報告されている去痰薬や漢方薬などを併用するなどしてはどうでしょうか．エビデンスに乏しい別の咳止めに切り換えるよりも，薬学的には妥当な薬物治療になると考えられます．あるいは，「デキストロメトルファン」と同等の効果が報告されている「ハチミツ」を提案してみるのもよい案になると思います．

　もし，どうしても咳止めの"薬"がほしいと要望された場合には，副作用リスクの少ない非麻薬性の鎮咳薬もいくつか在庫がありますので，そちらも選択肢にしてもらえたらと思います．

回答の根拠

🍬 風邪の子どもの「咳」に対する「鎮咳薬」の必要性

　咳は風邪の一般的な症状の1つですが，その症状は通常6日以上続く[1]うえに，90％以上の人は眠りを妨げられ[2]，特に夜間に子どもが咳をしていると保護者は強い不安を感じるため，親子そろって眠れなくなってしまう[3]といった事態を引き起こします．これは咳をしている子ども本人にとっても，看病をする保護者にとっても負担が大きいため，<u>咳に対する薬物治療の需要は非常に高く</u>，"咳止め"の薬を求められることも多いのが実情です．

　しかし，このとき「鎮咳薬」を使うのがよい選択肢になるかというと，そういうわけでもありません．「鎮咳薬」にはいろいろな薬剤があり（表1），確かにいずれも咳中枢に作用するメカニズムをもつ薬ではありますが，そのほとんどは風邪などの急性の咳に対してプラセボと変わらない効果しか得られない[4]ことがわかっているなど，有効性の科学的根拠が乏しいからです．むしろ，<u>風邪の子どもに対する「鎮咳薬」の使用は推奨されていない</u>[5,6]ことを踏まえた対応を考える必要があります．

26 子どもの風邪の咳止め，何を使えばよい？

表1 咳中枢に作用する鎮咳薬

分類	一般名	先発医薬品
麻薬性	コデイン	−
	ジヒドロコデイン	−
非麻薬性	デキストロメトルファン	メジコン
	エプラジノン	レスプレン
	チペピジン	アスベリン
	ジメモルファン	アストミン
	ペントキシベリン	−
	クロペラスチン	フスタゾール
	クロフェダノール	コルドリン

• 「デキストロメトルファン」の有効性と安全性

　そこでまず選択肢になるのが「デキストロメトルファン」です．「デキストロメトルファン」は，6歳以上の子どもの風邪に伴う咳の回数を21％減らすとされている[7]など，「鎮咳薬」のなかではほぼ唯一，プラセボ比較のランダム化比較試験でその有益性が確認されています．そのため，どうしても「鎮咳薬」を使う必要がある場合には「デキストロメトルファン」を選択するのが妥当と考えられます．

　ただし，子どもに「デキストロメトルファン」を使った場合，3人に1人の割合で何らかの有害事象が起こる[8]など，あまり気軽に使える薬というわけではありません．特に，本症例のように「フルボキサミン」などのSSRIと併用するとセロトニン作用が増強され，精神症状・自律神経症状などを伴うセロトニン症候群を起こすおそれがある（図1）ため，より慎重な扱いが必要です．特に困っているのが夜間の咳ということであれば，投与を"夜だけ"にしぼることなどを検討したほうがよいかもしれません．

「鎮咳薬」以外に，"咳の緩和"に役立つもの

　"咳の緩和"と考えると「鎮咳薬」がまっ先に思い浮かびますが，風邪の咳に対する有効な手立ては「鎮咳薬」しかないわけではありません．たとえば，「カルボシステイン[9]」や「アンブロキソール[10]」といった去痰薬は"痰切り"の薬として用いられるものですが，いずれも風邪に伴う咳や喉の痛みの症状に対して，やさしめながらもプラセボを上回る効果が確認されています．基本的に副作用や相互作用リスクも少なく，子どもでも服用しやすい粉薬やシロップ剤もあるため，"咳止め"としても利用しやすい薬といえます．また，漢方薬も副作用リスクの少ない対症療法として活用することができます．痰のからむ湿った咳であれば「小青竜湯[11]」，あるいは風邪の終盤からはじまった乾いた咳であれば「麦門冬湯[12]」などがそれぞれよい選択肢になります．

　あるいは「薬」にこだわりがなければ，「ハチミツ」には「デキストロメトルファン」と同等かそれ以上の鎮咳効果が数多く報告されています[5,6]．特に夜間の咳に対しては，就寝前に10 g（ティースプーン1杯程度）ほど摂取することで咳の頻度・重症度を軽減することに加え，親子

薬の使い分け・使いどころ

```
＊ 10. 相互作用
    本剤は，主に肝代謝酵素 CYP2D6 で代謝される．
  10.2 併用注意（併用に注意すること）
```

薬剤名等	臨床症状・措置方法	機序・危険因子
＊ 選択的 MAO-B 阻害剤 　セレギリン塩酸塩 　ラサギリンメシル酸塩 　サフィナミドメシル酸塩	セロトニン症候群があらわれることがある	本剤及びこれらの薬剤は脳内のセロトニン濃度を上昇させる作用を有するため，併用によりセロトニンの濃度が更に高くなるおそれがある
薬物代謝酵素（CYP2D6）を阻害する薬剤 　キニジン 　アミオダロン 　テルビナフィン等	本剤の血中濃度が上昇することがある	これらの薬剤の薬物代謝酵素（CYP2D6）阻害作用により，本剤の代謝が阻害されるため
セロトニン作用薬 　選択的セロトニン再取り込み阻害剤（SSRI）等	セロトニン症候群等のセロトニン作用による症状があらわれることがある	セロトニン作用が増強するおそれがある

図1　「デキストロメトルファン」の相互作用
〔添付文書より抜粋〕

表2　子どもの風邪に伴う咳に対する選択肢

期待できる有効性	選択肢
プラセボを上回る効果が期待できそう（やや大きめ）	ハチミツ，デキストロメトルファン
プラセボを上回る効果が期待できそう（小さめ）	カルボシステイン，アンブロキソールなど（去痰薬） 小青竜湯，麦門冬湯など（漢方薬），鎮静性の抗ヒスタミン薬 ヴェポラップ
プラセボと変わらない	多くの鎮咳薬，気管支拡張薬，のど飴

の睡眠の質を改善する効果も報告されている[13]ため，下手に「鎮咳薬」を使うよりも効果的と考えられます．ただし，「ハチミツ」は1歳未満の乳幼児は「乳児ボツリヌス症」のリスクがあるため禁忌である点に注意が必要です．ほかにも，刺激が問題になる喘息患者の場合は避けたほうが無難ですが，VICKS「ヴェポラップ」も咳の緩和に対する効果が報告されています[14]．こうした「鎮咳薬」以外の選択肢もうまく活用しながら，「鎮咳薬」の使用頻度を少しでも減らしていけたらと思います（表2）．

まとめ

「鎮咳薬」を処方しておかないと，保護者から「なぜ咳止めが処方されていないのか？」という不満につながってしまう，というケースはよくあると思います．その際，風邪の咳に対する

「鎮咳薬」の限界や問題点，薬を使わないほうがよいことなど丁寧な説明を行うよりも，むしろ薬を処方してしまったほうがてっとり早く解決できる面もありますが，もし「鎮咳薬」をなるべく使わない風邪診療を目指すのであれば，ぜひ薬局にもひと声かけておいていただければと思います．薬局でも，服薬指導の際に「鎮咳薬」の追加をお願いされる機会はよくありますが，その際に「鎮咳薬」は不要であること，むしろほかの薬で咳の緩和を期待できることなどを説明し，「咳止めを安易に処方しないことこそが，子どものことを真剣に考えているのだ」ということを詳しく説明することができます．また，場合によっては「鎮咳薬」の代わりに提案するための「ハチミツ」や「のど飴」などのアイテムを薬局で販売することも可能なケースもあります．

ただ，咳の症状は QOL に大きく影響するため，"プラセボ程度の効果しか期待できない"ことを承知のうえでも，「鎮咳薬」を使ったほうがよいケースも多々あると考えられます．子どもに使える非麻薬性の「鎮咳薬」はいろいろありますので，薬の特徴・剤形・値段・流通状況などの面を踏まえた選択ができればと思います．

麻薬性鎮咳薬の「コデイン」は，いつから小児に禁忌になった？

　麻薬性鎮咳薬の「コデイン」は，2019 年から 12 歳未満の小児には禁忌に指定されています．これは，呼吸抑制などの重篤な副作用を起こすリスクがあり，特に海外では子どもの死亡事例も報告されているからです[15]．「コデイン」は数ある鎮咳薬のなかで"最強"の咳止めというイメージで用いられていますが，気道分泌を抑制する作用があるため，風邪に伴う咳のように痰のからむ湿った咳をしているときは，かえって痰の粘度を高めて症状を悪化させるおそれもあります．日本では，この「コデイン」は今でも総合感冒薬に咳の緩和を目的によく配合されていますが，アメリカの総合感冒薬からはほぼ排除されています．

■ 引用文献

1) Blaiss MS, et al.：Consumer attitudes on cough and cold：US（ACHOO）survey results. Curr Med Res Opin 31：1527-1538, 2015
2) Dicpinigaitis PV, et al.：Impact of cough and common cold on productivity, absenteeism, and daily life in the United States：ACHOO Survey. Curr Med Res Opin 31：1519-1525, 2015
3) Cornford CS, et al.：Why do mothers consult when their children cough?. Fam Pract 10：193-196, 1993
4) Smith SM, et al.：Over-the-counter（OTC）medications for acute cough in children and adults in community settings. Cochrane Database Syst Rev 11：CD001831, 2014
5) Gill PJ, et al.：Treatments for cough and common cold in children. BMJ 384：e075306, 2024
6) Vogelberg C, et al.：Therapeutic principles and unmet needs in the treatment of cough in pediatric

薬の使い分け・使いどころ

   patients: review and expert survey. BMC Pediatr 23: 34, 2023

7) Meeves SG, et al.: Objective and self-reported evidence of dextromethorphan antitussive efficacy in children, aged 6-11 years, with acute cough due to the common cold. Pediatr Pulmonol 58: 2229-2239, 2023

8) Bhattacharya M, et al.: To compare the effect of dextromethorphan, promethazine and placebo on nocturnal cough in children aged 1-12 y with upper respiratory infections: a randomized controlled trial. Indian J Pediatr 80: 891-895, 2013

9) Chalumeau M, et al.: Acetylcysteine and carbocysteine for acute upper and lower respiratory tract infections in paediatric patients without chronic broncho-pulmonary disease. Cochrane Database Syst Rev 5: CD003124, 2013

10) Chang CC, et al.: Over-the-counter (OTC) medications to reduce cough as an adjunct to antibiotics for acute pneumonia in children and adults. Cochrane Database Syst Rev 3: CD006088, 2014

11) 宮本昭正, 他: TJ-19 ツムラ小青竜湯の気管支炎に対する Placebo 対照二重盲検群間比較試験. 臨床医薬 17: 1189-1214, 2001

12) Kim K-I, et al.: A traditional herbal medication, Maekmoondong-tang, for cough: A systematic review and meta-analysis. J Ethnopharmacol 178: 144-154, 2016

13) Cohen HA, et al.: Effect of honey on nocturnal cough and sleep quality: a double-blind, randomized, placebo-controlled study. Pediatrics 130: 465-471, 2012

14) Paul IM, et al.: Vapor rub, petrolatum, and no treatment for children with nocturnal cough and cold symptoms. Pediatrics 126: 1092-1099, 2010

15) FDA Drug Safety Communication: FDA restricts use of prescription codeine pain and cough medicines and tramadol pain medicines in children; recommends against use in breastfeeding women. 2015

（児島悠史）

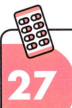

薬の使い分け・使いどころ

27 発達障害の薬，どのように使い分ければよい？

POINT

- 発達障害に使う薬は 4 種類あり，それぞれ特徴が異なる．
- 薬物治療は治療の 1 つであり，患児や家族の希望，本人の成長にあわせて進めていく必要がある．

薬剤師にできること

☞ 薬の長所・短所にあわせた使い分け，患児や家族の希望にあわせた使い方を提案できる．

仮想症例

【般】アトモキセチンカプセル 10 mg … 2 カプセル
　　　1 日 2 回　　朝夕食後 ………… 14 日分

- 7 歳 0 か月，男児
- 身長 125 cm　体重 25 kg
- 併用薬 なし
- ADHD 治療で，「アトモキセチン」が処方

相談内容

医師

　発達障害の薬を使うのがはじめてで，不安に感じていると相談を受けた．特に，インターネットの情報にふれたことで，本当にこの薬でよいのか，この量でよいのか，副作用は問題にならないのか，薬を飲んだら人格が変わってしまうのではないか等，いろいろなことが気になっているようなので，まずは副作用リスクを抑えた治療をしたいと考えているが，「アトモキセチン」でよいだろうか．

📦 薬の使い分け・使いどころ

A 薬剤師としての回答

副作用リスクを抑えた治療を行うとのことであれば，確かに「アトモキセチン」を少量からはじめるのはよい案だと思います．「アトモキセチン」は，他のADHD治療薬に比べると効果発現はやや遅い傾向にありますが，不眠や過緊張などの副作用が少なく，保護者の不安に寄り添った選択になるはずです．食欲不振などのよくある副作用への対応や，もしこの薬があわなかった場合でも次の選択肢がいろいろとあること，そもそも薬物治療の目的などもあわせて丁寧に説明をしておきます．

回答の根拠

💊 ADHD治療薬の長所・短所

　現在日本で用いられているADHD（注意欠如多動症）の治療薬は「メチルフェニデート」「アトモキセチン」「グアンファシン」「リスデキサンフェタミン」の4種があります（表1）．通常は，「メチルフェニデート」「アトモキセチン」「グアンファシン」のいずれか1つで治療を行いますが，効果が得られなかった場合には薬の切り換えを行います．それでも効果が不十分だった場合には，「メチルフェニデート」に「アトモキセチン」か「グアンファシン」を重ねる併用療法，あるいは「リスデキサンフェタミン」の単剤療法なども選択肢になります[1]．

　なお，最初に薬を選ぶ際には，それぞれの薬の長所・短所を踏まえて，患者さんの状況に適したもの，問題なく服用できるものを選ぶことが重要になります．

● 中枢刺激作用による使い分け

　「メチルフェニデート」と「リスデキサンフェタミン」には中枢刺激作用があり，脳を"覚醒"させる方向に働きます．そのため，不注意などの症状を解消しやすい一方で，不眠や過緊張・興奮などの副作用が多い傾向にあります．夜に服用すると不眠になってしまうため，通常は「朝」

表1　ADHD治療薬の特徴

	剤形	中枢刺激作用	流通規制	特徴的な副作用
メチルフェニデート（コンサータ）	徐放錠	○	○	不眠，過緊張，興奮，食欲不振
アトモキセチン（ストラテラ）	カプセル，液	ー		眠気，食欲不振
グアンファシン（インチュニブ）	徐放錠	ー		眠気，低血圧
リスデキサンフェタミン（ビバンセ）	カプセル	○	○	不眠，過緊張，興奮，食欲不振

164

27 発達障害の薬，どのように使い分ければよい？

に服用します．

「アトモキセチン」と「グアンファシン」には，この中枢刺激作用がありません．そのため，不眠や過緊張・興奮といった副作用は起こしにくい一方，効果が現れるのにはやや時間がかかる傾向にあります．

• 剤形による使い分け

「メチルフェニデート」と「グアンファシン」は錠剤，「リスデキサンフェタミン」はカプセル剤が販売されています．錠剤やカプセル剤が苦手でどうしても服用できない子どもの場合は，「アトモキセチン」の液剤はよい選択肢になります（「メチルフェニデート」や「グアンファシン」はいずれも徐放錠のため，錠剤が飲みづらいからといって分割・粉砕することはできません）．

食欲不振への対応

「メチルフェニデート」や「アトモキセチン」，「リスデキサンフェタミン」では食欲不振が起こりやすいことが知られています．子どもでは，この食欲不振が栄養状態の悪化や体重減少といった大きな問題につながることがあるため，適切な対応をとる必要があります．

「メチルフェニデート」や「リスデキサンフェタミン」は，朝1回服用することでおよそ12時間の効果が発揮されますが，その後は効果や副作用も消失してきます．そのため，薬の効果が切れている時間帯の食事（例：薬を服用する前の朝食，薬の効果が切れている夕食）をしっかりとること，場合によっては間食をとることなどで食事量をコントロールする必要があります．「アトモキセチン」の場合は，食欲不振の副作用を起こさないように薬は少量から開始し，徐々に増やしていくことが一般的です．

なお，長期休暇などで学校に行かない場合には，一時的に薬を中断するといったことも選択肢に入れて考えます．

まとめ

発達障害に対する薬物療法はしばしば行われることですが，発達障害自体を完全に治癒させる薬はありません．薬は，家庭や学校・幼稚園などで著しいトラブルを起こすおそれがある，自己や他者に危害が及ぶ可能性が高い，といったときに，これらのリスクを下げるために用います．つまり，薬は子どもの治療を支援するためのものであって，その子どもの"らしさ"を変えるものではない，ということです．保護者のなかには，「薬がなければ生きていけなくなるのではないか」と不安に感じている方も多いため，薬物治療の目的はしっかりと伝えることが重要です．

また，最近はインターネットでもいろいろな情報を得られるため，処方された薬と処方されなかった薬の違いが気になってしまうこともよくあります．何かの作用が強い・弱いといった薬の一面だけでなく，患者さんに最も合った薬を選んでいる，といった視点から薬の特徴を紹介する

薬の使い分け・使いどころ

こ019必要です．大人と違って，子どもの場合は教育や成長という視点も忘れず，個性をどのように大切していけるか，といったかかわり方をしていきたいと思っています．

+αのコラム

自閉スペクトラム症（ASD）で使われる「アリピプラゾール」

「アリピプラゾール」は，統合失調症や双極性障害における躁状態の改善，うつ病・うつ状態に用いられる抗精神病薬ですが，2016 年に「小児期の自閉スペクトラム症に伴う易刺激性」の効能が追加されました．「易刺激性」とは，ASD の症状の 1 つで，ちょっとした周囲の環境変化でかんしゃくを起こしたり，怒り出したり，自傷行為をしたりといった，突発的な感情の爆発をさします．ASD の子どもは，易刺激性が強く出ることが多いので，友だちと遊んでいてかんしゃくを起こして相手を叩いてしまった，などのトラブルで悩んでいる保護者は少なくないようですが，「アリピプラゾール」はこうした子どもに用いられることがあります．

「アリピプラゾール」と似た薬に「リスペリドン」があります．原則 6 歳以上から使える「アリピプラゾール」に比べ，「リスペリドン」は 1 歳早い 5 歳から使用できます．「アリピプラゾール」があわなかった場合に「リスペリドン」に切り換える，といった使い方をすることもあります．

■ 引用文献
1) ADHD の診断・治療指針に関する研究会（編）：注意欠如・多動症—ADHD—の診断・治療ガイドライン．第 5 版, じほう, 2022

（安福功一）

相互作用

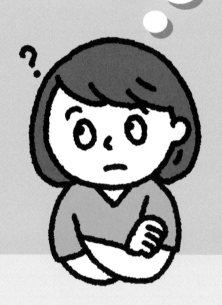

実は、こんなこともあります

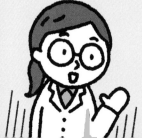

相互作用

28 「併用禁忌」の組合せ，実際のリスクはどの程度？

POINT

- 相互作用のリスクは，血中濃度の変動の大きさと，それによる影響の重大さで評価する．
- 「併用禁忌」や「併用注意」でも，そのリスクの実態や許容範囲はさまざま．
- 代謝酵素 CYP による相互作用であれば，血中濃度の変動幅をおおよそ予測することもできる．

薬剤師にできること

☞ 相互作用による影響がどの程度のものか，臨床データや薬理・動態面から考察し，判断材料となる情報を提供できる．

仮想症例

【般】テビペネム小児用細粒 10% … 1.12 g
　　　1日2回　朝夕食後 ……… 3日分

- 3歳0か月，男児
- 身長 94 cm　体重 14.0 kg
- 併用薬　バルプロ酸ナトリウム（てんかん治療）
- 中耳炎の治療，アモキシシリンによる治療が効果不十分で抗菌薬を変更

Q 相談内容

医師

　中耳炎の治療に「アモキシシリン」製剤を用いたが効果不十分だったため，抗菌薬の変更を検討している．薬剤感受性を考慮して「テビペネム」を処方しようと思ったが，この子どもがてんかん治療で「バルプロ酸」を服用していることがわかった．「テビペネム」は添付文書上，「バルプロ酸」と"併用禁忌"とされているが，実際に血中濃度にどのくらい影響するのかがよくわからない．3日程度であれば，中耳炎治療を優先して「テビペネム」を投与してしまうこ

とも検討できるのか，そのリスクの内容について何か情報があれば教えてほしい．

薬剤師としての回答

確かに，併用禁忌に指定されている組合せのものであっても，状況によっては許容できるものであったり，用量調節で対応できるものであったりするケースがあります．ただ，「テビペネム」と「バルプロ酸」の組合せに関しては，そういった程度のものではなさそうです．実際，「バルプロ酸」によって何か月間もてんかんをうまくコントロールできている子どもであっても，「テビペネム」を1日服用しただけで「バルプロ酸」の血中濃度は有効域を下回るほどに低下し，てんかん発作の再発を起こした，という報告もあります．そのため，3日程度であっても，「テビペネム」と「バルプロ酸」の併用は避けたほうがよいと思われます．

現状，てんかん治療の「バルプロ酸」を中止することは非現実的なため，「テビペネム」を変更するのがよいかと思われますが，中耳炎治療において「アモキシシリン」が効果不十分だった際の選択肢には「セフジトレン」や「トスフロキサシン」があげられます．この2剤であれば「バルプロ酸」と併用することが可能ですので，こちらへの変更はいかがでしょうか．

回答の根拠

「バルプロ酸」と「テビペネム」で起こる相互作用の"程度"

「バルプロ酸」と「テビペネム」は，併用することで「バルプロ酸」の血中濃度が低下し，てんかんの発作を再発させる恐れがあることから，添付文書上も併用禁忌に指定されています[1]．ただ，添付文書にはその機序や程度までは記載されておらず，併用によって具体的に「バルプロ酸」の血中濃度がどのくらい低下するのか，その予測や評価がむずかしい状況です（図1）．

薬剤名	臨床症状・措置方法	機序・危険因子
バルプロ酸ナトリウム（デパケン，バレリン等）	バルプロ酸の血中濃度が低下し，てんかんの発作が再発するおそれがある．	発現機序は不明．

10. 相互作用
10.1 併用禁忌（併用しないこと）

図1 『オラペネム小児用細粒10%』の添付文書の記載
〔添付文書より抜粋〕

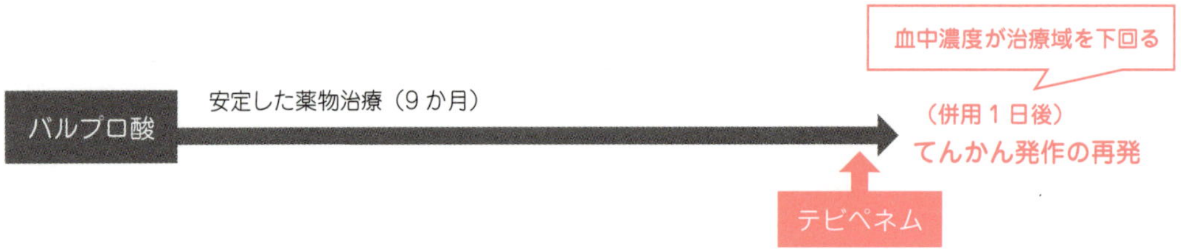

相互作用

図2 テビペネムとバルプロ酸の相互作用リスク

　このとき参考になるのが，てんかん治療を「バルプロ酸」で行っていた子どもに，偶発的に「テビペネム」を投与されてしまった症例の報告です[2]．この症例では，約9か月間「バルプロ酸」で安定したてんかん治療を続けられていた6歳児に，テビペネム160 mg/日が投与されたところ，投与開始1日で「バルプロ酸」の血中濃度は30.0 μg/mLと治療域を大きく下回り，実際にけいれん発作も起こした，とされています（図2）．つまり，「テビペネム」は3日どころか1日の服用でも「バルプロ酸」によるてんかん治療に重大な問題を起こすおそれがあり，併用は許容できないと考えるのが妥当です．

● カルバペネム系による「バルプロ酸」の血中濃度低下は，長期間持続する可能性がある

　この「テビペネム」と「バルプロ酸」の相互作用は，その発生メカニズムは明らかになっていませんが，ほかのカルバペネム系抗菌薬でも同様に併用初日から「バルプロ酸」の血中濃度が52〜79％低下し，てんかん発作のリスクが高まる，ということが報告されています[3]．さらに，カルバペネム系抗菌薬を中止しても7日間は「バルプロ酸」の血中濃度は低い状態が続き，治療域への回復には8〜14日かかる，ともされています[4]．つまり，この「テビペネム」の併用によって起こる「バルプロ酸」の血中濃度低下も長期間続くことが予想されます．

　「アモキシシリン」で効果不十分だった中耳炎の治療では，「テビペネム」以外にも「セフジトレン」や「トスフロキサシン」といった選択肢があり[5]，これらの薬は「バルプロ酸」と目立った相互作用リスクは確認されていないこと，てんかん治療に用いられている「バルプロ酸」の変更は治療戦略上もむずかしいことから，可能であれば抗菌薬の切り換えを検討したほうがよいと思われます．

💊 添付文書の「併用禁忌」と「併用注意」

　薬物間相互作用は，薬の血中濃度がどのくらい変動するかだけでなく，その変動によって薬の有効性・安全性がどのくらい失われてしまうか，といった視点で評価する必要があります．もともと用量にも幅があって治療域も広い薬であれば，相互作用によってC_{max}（最高血中濃度）やAUC（血中濃度時間曲線下面積）が2倍になっても特に臨床上は問題ないこともありますが，逆にシビアな用量調節が必要で治療域が狭い薬であれば，C_{max}やAUCが1.2倍になるだけでも

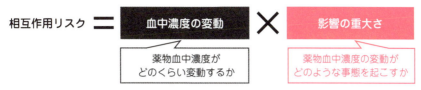

図3 相互作用リスクの考え方の基本

大きな問題につながる可能性があるからです（図3）．

そのため，併用によって血中濃度が何％以上変動するものは「併用禁忌」，それ未満の変動であれば「併用注意」といったような画一的な線引きはされていません．つまり，添付文書で「併用注意」ではなく「併用禁忌」に指定されている薬の組合せというのは，薬の有効性や安全性が大きく失われ，臨床上も大きな問題を起こしうるもの，と考えるのが妥当です．このことから，「併用禁忌」であれば状況を問わず併用不可，「併用注意」であれば状況に応じて併用可……といった判断をすることが一般的です．

ところが，「併用禁忌」に指定されていればどうしようもないかというと，必ずしもそういうわけではありません．たとえば片頭痛治療薬の「リザトリプタン」と片頭痛予防薬の「プロプラノロール」を併用すると，「リザトリプタン」のC_{max}が75％，AUCが67％ほど上昇するため「併用禁忌」に指定されていますが，ほかに選択肢がなくどうしてもこの組合せで薬を用いる必要がある場合には，通常10 mgで使用する「リザトリプタン」を半分量の5 mgで用いる方法が提唱されています[6]．

あるいは，「併用注意」であればその相互作用リスクは許容できることがほとんどかというと，こちらも必ずしもそうとは限りません．たとえば，ベンゾジアゼピン系睡眠薬の「ブロチゾラム」は，抗真菌薬の「イトラコナゾール」によるCYP3A4阻害作用によって代謝が阻害され，血中濃度が上昇するおそれがあります．その指定は「併用注意」にとどまっていますが，健康なボランティアを対象にした臨床試験では，AUCが5.1倍に上昇したという報告[7]もあり，これはベンゾジアゼピン系睡眠薬という特性を踏まえると"禁忌"に相当すると考えたほうが無難です．

このように，相互作用リスクについては添付文書上の分類を原則としつつも，「血中濃度の変動」と「影響の重大さ」も個別に確認したうえでそのリスク評価をしていく必要があります．

● 臨床データのない相互作用のリスクはどう評価するか

実際に2つの薬を併用した場合にどのくらい血中濃度が変動するか，といった臨床データが存在しないことも多々あります．そんな場合，薬剤師がよく用いるツールの1つに「PISCS（Pharmacokinetic Drug Interaction Significance Classification System）」というものがあります[8,9]．これは，CYPを阻害する薬がどのくらいの阻害作用をもつか（阻害率：IR）と，

相互作用

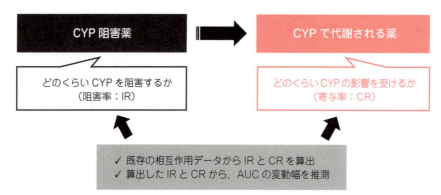

図4 薬剤師が相互作用リスクの推算に用いるツールの1つ,「PISCS」の原理

表1 阻害率(IR)と寄与率(CR)から予測されるAUC上昇の予測平均値

IR(阻害率)	CR(寄与率)					
	0.9〜	0.8〜0.89	0.7〜0.79	0.5〜0.69	0.3〜0.49	0.1〜0.29
0.9〜	14.0	5.4	3.5	2.4	1.6	1.2
0.8〜0.89	5.4	3.7	2.8	2.1	1.5	1.2
0.7〜0.79	3.5	2.8	2.3	1.8	1.4	1.2
0.5〜0.69	2.4	2.1	1.8	1.6	1.3	1.1
0.3〜0.49	1.6	1.5	1.4	1.3	1.2	1.1
0.1〜0.29	1.2	1.2	1.2	1.1	1.1	1.0

〔日本医療薬学会:医療現場における薬物相互作用へのかかわり方ガイド. 2019 および Hisaka A, et al. : A proposal for a pharmacokinetic interaction significance classification system (PISCS) based on predicted drug exposure changes and its potential application to alert classifications in product labelling. Clin Pharmacokinet 48 : 653-666, 2009〕

CYPで代謝される薬がどのくらいCYPの影響を受けるか(寄与率:CR),という視点から,AUCの変動幅をおおまかに推測するものです(図4,表1).

　このPISCSを用いると,前述の「イトラコナゾール」と「ブロチゾラム」の組合せでは,「ブロチゾラム」のAUCは5.4倍程度上昇すると算出されますが,これは,実際の報告(5.1倍)とも近い値が算出されていることがわかります.このPISCSは,発症機序のわからない相互作用などの予測に用いることはできませんが,現場でよくある代謝酵素CYP阻害による影響の"程度"を予想するには便利なツールです.併用によってどのくらいの影響があるのか,おおよそのめやすもわからないような組合せの相互作用リスクの対処に悩んだ際は,ぜひ薬剤師まで声をかけていただければと思います.

まとめ

　薬の相互作用リスクについては「併用注意」であれば副作用の徴候に気をつけながら併用可，「併用禁忌」であれば許容できないリスクがあるとして併用不可，と画一的な線引きをして考えているケースも多いと思います．添付文書は，血中濃度の変動幅だけでなく，その変動によってどんな影響が現れるか，まで考慮して「注意」「禁忌」を分類しているため，ほとんどの場合はその線引きでも問題ありません．しかし，時にはその相互作用リスクが"どの程度"のものなのか，具体的なめやすがわからないと今後の方針を考えにくいこともあります．そんな場合は，実際に併用した際の臨床データのほか，その発生メカニズムによってはPISCS等のツールを用いた血中濃度の変動予測値を参考にそのリスクを評価することになります．

　なお，こうした評価によって"許容できないリスク"だと判断した際には，薬の変更を検討する必要がありますが，どの薬を変更するかは，薬の重要性，患者さんの治療状況，ほかの薬との兼ね合い，代替薬があるかどうか，といったさまざまな面から考える必要があります．そのため，場合によっては「今回処方しようとしている薬」ではなく，「ほかの医師が以前に処方している薬」のほうを変更したほうがよいケースも発生します．ほかの医師の処方には口を出しづらい，という声はよく耳にしますが，こういった情報共有に関しては薬剤師からトレーシングレポート（服薬情報提供書）を送付するなども可能ですので，ぜひ相談してもらえればうれしいです．

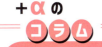

健康食品やサプリメントにも相互作用リスクがある

　「相互作用リスク」というと，薬同士の薬物間相互作用にばかり注目が集まりがちですが，健康食品やサプリメントとの間にも相互作用は起こります．しかし，基本的に健康食品やサプリメントには臨床データが存在しないため，相互作用リスクの"程度"も全くわからないことがほとんどです．そのため，具体的なリスク評価もできないケースが大半ですが，そもそも健康食品やサプリメントに期待できるメリットは極めて乏しいため，「てんかん」のように薬物血中濃度のコントロールがシビアな治療を行っている場合には，健康食品やサプリメントを摂取しないように指導したほうが無難です．特に健康食品やサプリメントでは，潜在的に相互作用を起こすリスクのある含有成分が，パッケージにきちんと表記されていない[10]といったこともあるため，注意が必要です．

相互作用

■ 引用文献

1) Meiji Seika ファルマ：オラペネム小児用細粒 10%　添付文書．2023
2) Shihyakugari A, et al.：First case report of suspected onset of convulsive seizures due to co-administration of valproic acid and tebipenem. Int J Clin Pharmacol Ther 53：92-96, 2015
3) Huang C-R, et al.：Drug interaction between valproic acid and carbapenems in patients with epileptic seizures. Kaohsiung J Med Sci 33：130-136, 2017
4) Haroutiunian S, et al.：Valproic acid plasma concentration decreases in a dose-independent manner following administration of meropenem：a retrospective study. J Clin Pharmacol 49：1363-1369, 2009
5) 日本耳科学会，他（編）：小児急性中耳炎診療ガイドライン 2018 年版．金原出版，2018
6) Goldberg MR, et al.：Influence of beta-adrenoceptor antagonists on the pharmacokinetics of rizatriptan, a 5-HT1B/1D agonist：differential effects of propranolol, nadolol and metoprolol. Br J Clin Pharmacol 52：69-76, 2001
7) Osanai T, et al.：Effect of itraconazole on the pharmacokinetics and pharmacodynamics of a single oral dose of brotizolam. Br J Clin Pharmacol 58：476-481, 2004
8) 日本医療薬学会：医療現場における薬物相互作用へのかかわり方ガイド．2019
9) Hisaka A, et al.：A proposal for a pharmacokinetic interaction significance classification system（PISCS）based on predicted drug exposure changes and its potential application to alert classifications in product labelling. Clin Pharmacokinet 48：653-666, 2009
10) 波多江　崇，他：インターネット販売されている健康食品とワルファリンとの相互作用の危険性に関する調査．医学と薬学 51：343-345，2004

（児島悠史）

相互作用

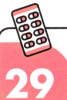

29 薬は「水」で飲んでおけば問題ない？

POINT

- ほとんどの薬は，あえて「水以外のもの」で薬を服用することのメリットはない．
- 「水」でも，「水道水」であれば塩素，「ミネラルウォーター」であれば微量元素の影響を受ける薬がある．
- 日本の水は基本的に「軟水」だが，硬度の高いミネラルウォーターも販売されている．

薬剤師にできること

☞ 「水」による配合変化のデータやそのメカニズムをもとに，服薬に用いるのに適した"飲料"を提案できる．

仮想症例

【般】アリピプラゾール内用液 0.1％ … 1 mg
　　　1日1回　朝食後 ………… 14日分

- 6歳4か月，女児
- 身長 114.0 cm　体重 20.5 kg
- 併用薬 なし
- 自閉スペクトラム症に伴う易刺激性の治療

相談内容

医師

「アリピプラゾール」の内用液は，水なしでも服用できる液剤として処方しているが，この患者さんは薬の甘酸っぱい味が少し苦手なようで，その味を薄めるために「水」で服用しているとのこと．薬を飲むのに用いる飲料として，「水」であれば基本的に問題ないと思われるが，具体的にどの飲料は避けたほうがよいとか，どの飲料であれば問題ないとか，そういった情報はあるだろうか．

📕 相互作用

A 薬剤師としての回答

「アリピプラゾール」の内用液は，添付文書でも飲料についてかなり細かな指定のある薬です．特に，緑茶や玄米茶，ウーロン茶といったお茶類，あるいは味噌汁などでは"混合直後"から含量の低下が確認されているため，これらの飲料で服用するということは避けてもらったほうが無難と思われます．一方で，牛乳やカルピス®ウォーター，オレンジジュースなどでは特に大きな含量低下は確認されていないため，風味の改善に用いる飲料として選択肢にしてもらってよいと思います．

なお「水」についてですが，「アリピプラゾール」の内用液の服用に適しているのは「白湯」か「湯冷まし」です．というのも，水道水に含まれる塩素によっても含量が低下することがあるからです．20倍くらいの希釈であれば問題ありませんが，希釈の倍率が50倍になると混合直後から無視できない含量低下が確認されていますので，"1 mLの薬を50 mL以上の水道水で服用する"といったことは避けたほうがよいかもしれません．また，「ミネラルウォーター」の場合，軟水であれば問題ありませんが，硬水では含量の大幅な低下が起こります．患者さんのおっしゃる「水」が具体的にどういうものなのか，少し詳しく伺ったほうがよいかもしれません．

回答の根拠

💊「水」以外のもので薬を服用することの薬学的なメリット

基本的に，内服薬というものは「水」で服用することを前提に設計されています．薬の崩壊性試験や溶出性試験は「水」で行われているため，「水」で服用した際に薬はカタログスペックどおりの性能を発揮するからです．不用意にジュース，お茶，コーヒー，紅茶などの飲料で服用すると，薬のコーティング・溶出性・吸収・代謝に作用し，副作用が現れたり効果が減弱したりといった想定外の影響が現れることがあります（表1）．

このことから，薬をあえて「水」以外のもので服用する薬学的なメリットはなく，安全で効果的な薬物治療のためには「水」で服用することが基本になる，といえます．しかし，いつも都合よく手元に「水」があるとは限らないため，日常的に用いられる飲料である「お茶」で代用するケースもよくありますが，これが許容されるのは"お茶で服用しても問題ない薬"に限ります．たとえば「クラリスロマイシン」のドライシロップ剤は，「麦茶」で服用すると化学薬品臭（アミノアルキルメタクリレートコポリマーE由来）を感じる原因になる[1]ほか，今回のテーマである「アリピプラゾール」内用液もお茶での服用は効力低下[2]のおそれがあるため，避けたほうが

表1 薬と飲料の組合せによる影響の例

飲　料	薬　剤	予想される影響
グレープフルーツジュース	シクロスポリン，トリアゾラム，アトルバスタチン，アゼルニジピンなど	血中濃度上昇（CYP3A4阻害）
りんごジュース	フェキソフェナジン	血中濃度低下（OATP阻害）
レモン果汁	レボドパ	吸収効率上昇（pH上昇）
オレンジジュース	クラリスロマイシン（ドライシロップ剤）アジスロマイシン（細粒）	苦味（コーティングが剥がれる）
コーヒー・紅茶	アリピプラゾール	効果減弱（配合変化）
青汁	ワルファリン	効果減弱（薬理作用に拮抗）
豆乳	レボチロキシン	効果減弱（吸収阻害）

無難です．

「アリピプラゾール」の内用液を服用する際は，「白湯」か「湯冷まし」を用いる必要がある

　一般的に，患者さんが薬を服用する際に「水」というと「水道水」や「ミネラルウォーター」であることも多いですが，「アリピプラゾール」の内用液は，直接服用するか，あるいは「白湯」か「湯冷まし」，「ジュース」等に混ぜて服用するように指定されている薬です（図1）．添付文書に「水」ではなく，わざわざ「白湯」か「湯冷まし」と細かく記載されているのにはきちんとした理由があります．

14.3. 薬剤交付時の注意
14.3.1 本剤を直接服用するか，もしくは1回の服用量を白湯，湯冷まし又はジュース等に混ぜて，コップ一杯（約150mL）くらいに希釈して使用すること．なお，希釈後はなるべく速やかに使用すること．

「水」ではなく，わざわざ「白湯」「湯冷まし」と記載

図1 「アリピプラゾール」内用液の配合変化（添付文書の記載）

• アリピプラゾール内用液の服用に「水道水」が適さない理由

　「アリピプラゾール」の内用液は，「水道水」に含まれる塩素の影響を受けて含量低下を起こすことがあります．実際，薬を「水道水」と混合すると，1：19の比くらいからやや含量に影響しはじめ，1：49の比になると混合直後から含量は7〜8％程度も低下することがわかっています[2]．添付文書には「コップ一杯（約150mL）くらいに希釈」する方法が記載されていますが，「1mL製剤」や「3mL製剤」をこの方法で希釈すると1：49を超える比率になるため，大きな含量低下を起こす可能性があります．なお，この配合変化は"混合直後"から生じているため，混合に限らず，服用の際に「水道水」を用いることも避けたほうが無難と考えられます．

　一方，塩素を除去し終わっている「湯冷まし」であれば，こうした配合変化は起こらないことも確認されています（表2）．薬を服用するために，わざわざ飲料水を購入したりする必要はな

📙 相互作用

表2 アリピプラゾール内用液と「水道水」「湯冷まし」の混合直後の含量

混合割合	水道水	湯冷まし
1：1	98.3%	−
1：9	98.7%	−
1：19	97.2%	100.5%
1：49	92.3%	101.1%

〔大塚製薬：エビリファイ内用液0.1%. 医薬品インタビューフォーム. 2023 https://www.info.pmda.go.jp/go/pack/1179045S1021_1_29/（2024/6/21 参照）〕

いことも，あわせて情報提供できるとよいと思います．

- アリピプラゾール内用液の服用に「ミネラルウォーター（硬水）」が適さない理由

「アリピプラゾール」の内用液は，塩素だけでなく微量元素によっても含量低下を起こすことがあります．そのため，服薬に「ミネラルウォーター」を用いることも避けたほうが無難です．ただし，ひとことに「ミネラルウォーター」といっても含まれる微量元素の量は大きく異なり，「軟水」であればほぼ影響しない一方で，「硬水」では著しい含量低下が起こることが確認されています（表3）[2]．

「ミネラルウォーター」との混合では，「水道水」のようにすぐに含量低下が起こるわけではありませんが，硬度の高いものでは「水道水」とは比べ物にならないほどの含量低下が起こります．服薬に際し，あえてこのようなリスクをおかす必要はありませんので，「アリピプラゾール」内用液を服用する際には避けてもらうのが無難です．

一般的に，硬度が100 mg/L未満のものを「軟水」とよびますが，日本の水は「水道水」や「ミネラルウォーター」も含めてほぼすべてが20～80 mg/L程度の「軟水」とされています[3]．これは，日本は河川が急流なために，微量元素が豊富に水に溶け込む時間がないまま利用されることがおもな要因です．一部，地下水が豊富な熊本県，琉球石灰岩が地盤に多い沖縄県，貝化石

表3 アリピプラゾールとミネラルウォーターの配合変化（1：49の配合比）

ミネラルウォーター	硬度	混合直後の含量
サントリー天然水	20 mg/L	100.1
クリスタルガイザー	38 mg/L	102.2
volvic	60 mg/L	102.5
六甲のおいしい水	84 mg/L	100.4
evian	304 mg/mL	39.5

〔大塚製薬：エビリファイ内用液0.1％医薬品インタビューフォーム〕

表4 「アリピプラゾール」内用液と飲料による配合変化
（1：9の配合比）

飲　料	混合10分後の含量
Lipton ティーバッグ（紅茶）	8.2%
サントリー烏龍茶	16.9%
伊藤園「お〜いお茶」	43.9%
ポカリスエット	100.4%
Qoo®（果汁25%オレンジジュース）	100.5%
カルピス®ウォーター	102.3%
100%グレープフルーツジュース	104.7%

層を含む関東ロームが広がる南関東地方などを由来とする水は硬度が高めで，まれに100 mg/L程度にまで上昇することもありますが，それでも100 mg/Lを大きく上回るようなものはまれです．ただし，近年はインターネット通販などでも海外産のミネラルウォーターを簡単に入手できますが，なかには「evian®（304 mg/L）」や「Contrex®（1,468 mg/L）」といった服薬に適さない硬水もあるため，注意が必要です．

　なお，「アリピプラゾール」内用液は，硬度の高い「ミネラルウォーター」と混合すると，10分ほどで"白濁"してしまう[2]ことがわかっています．もし患者さんから色や外観の変化を相談された場合は，硬水との配合変化を疑う必要があります．

💊 むしろ「オレンジジュース」のほうが含量低下を起こさない

　「アリピプラゾール」内用液に関しては，水やお茶といったごく一般的な飲料が適さない一方で，「オレンジジュース」や「グレープフルーツジュース」，「ポカリスエット」，「カルピス®ウォーター」等の飲料では含量低下を起こさないことが確認されています[2]．「水やお茶でダメなのだから，ジュースなんてもってのほか」と早とちりしがちですが，むしろ水道水やお茶よりもこうしたジュースのほうが飲用に適しています（表4）．味や風味が苦手で飲みづらい場合は，ぜひこうしたジュースの活用をしてみてください．

まとめ

　一般的に，「水」は薬の設計や動態にほとんど影響することがなく，服薬の際に用いる飲料として最も適当なものといえます．しかし，「アリピプラゾール」内用液のように特定の薬においては，水道水に含まれる塩素，あるいはミネラルウォーターに含まれる微量元素が薬の有効性・安全性に大きく影響を与えることがあります．こうした特殊な注意が必要な薬については，注意喚起を忘れないようにしなければなりません．また，微量元素と相互作用を起こすリスクのある薬は多いですが，通常日本で用いられている水道水やミネラルウォーターは硬度の低い軟水であるため，基本的にそこまで神経質になる必要はありません．しかし，近年は健康志向の高まりで，

🔲 相互作用

硬度の高い外国産のミネラルウォーターを用いていることもあるため，こうした生活習慣がある家庭の場合には特段の注意が必要です．

　服薬に用いる飲料に関しては，「"水"であれば確実にOK」というわけでもなく，「水でも配合変化を起こすものであれば，ジュースなんてなおさらダメ」とも限りません．服薬方法に困っている患者さんがいれば，ぜひ薬剤師にも情報共有していただければと思います．上記のような情報をもとに，きっとよい方法を見つけられると思います．

水の"量"が影響する薬もある

　通常，薬は"多めの水"で服用することが推奨されています．これには，薬が食道などでひっかかってしまうことを防ぐ，胃や腎臓への負担を軽減する，薬がきちんと崩壊・溶解できるようにする等の目的があります．しかし，たとえばGLP-1受容体作動薬セマグルチドの経口製剤である『リベルサス錠』は，服用の際に用いる水を「120 mL以下」に制限する必要があります[4]．これは，水の量が増えると，添加物の「サルカプロザートナトリウム」による局所pH緩衝作用が低下し，「セマグルチド」が分解されて効果を得られなくなってしまうからです．

　近年は，みた目は"ただの錠剤"にみえても，こうした特殊な製剤工夫が施された医薬品が増えています．特別な注意が必要になるケースも多いため，注意してください．

■ 引用文献

1) 杉浦　健，他：クラリスロマイシンドライシロップ（リクモース®ドライシロップ）の製剤工夫と苦味評価．医学と薬学 56：735-742，2006
2) 大塚製薬：エビリファイ内用液0.1%．医薬品インタビューフォーム．2023　https://www.info.pmda.go.jp/go/pack/1179045S1021_1_29/（2024/6/21 参照）
3) 池　晶子，他：水道水のミネラル成分および物性によるグループ化と味の評価に関与する要因の抽出．日本調理科学会誌 49：74-81，2016
4) 大塚製薬：リベルサス錠．医薬品インタビューフォーム．2023　https://www.info.pmda.go.jp/go/pack/2499014F1021_1_05/?view=frame&style=XML&lang=ja（2024/6/21 参照）

（児島悠史）

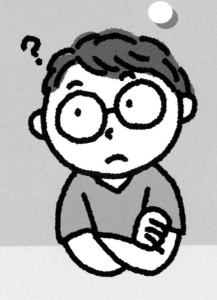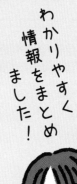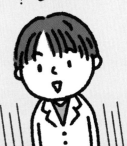

授乳中

30 授乳中は薬を使わないほうがよい？

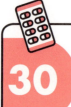

POINT

- 添付文書のみで評価しない．
- どのくらい移行するか，移行したとして問題があるのかを考える．
- 母乳のメリットを考えるだけでなく，母親の健康も考慮したうえでの投与検討．
- 注意すべき薬は？

薬剤師にできること

- わかりやすい資料を用いて安全性を評価し，支援できる．
- 自身の体調を整えることが子どもへの健康につながることを伝えられる．
- 注意すべき薬は妊娠中よりもはるかに少ないことを伝えられる．

仮想症例

パキシル錠 10 mg‥‥1 錠（一般名：パロキセチン）
1 日 1 回　夕食後‥‥7 日分

- 25 歳，女性
- 授乳中
- 併用薬　なし
- パニック障害の治療，花粉症の症状緩和

Q 相談内容

医師

　パニック障害治療のため選択的セロトニン再取り込み阻害薬（SSRI）を使用したい．添付文書には乳汁中移行の記載があり中止を検討と書かれているが，『パキシル』の使用は問題ないか．違う薬にしたほうがよいか．
　また，花粉症のため内服の対症薬を処方したいが，何がよいか．

薬剤師としての回答

「パロキセチン」の乳汁移行は少なく，母乳育児継続は問題ありません．
花粉症に対する抗アレルギー薬としては，「フェキソフェナジン」や「ロラタジン」をはじめとした眠気の少ない第二世代抗ヒスタミン薬がお勧めです．乳汁中への移行が少ないとされていることもありますが，子どもが母乳を介して摂取したときの鎮静作用も考慮しなくてよいためです．

回答の根拠

授乳婦に関しては，乳汁移行の程度と，乳児に移行したとき＝飲んだときに問題となる薬かどうか，という二面から考えます．

少量でも乳汁移行があると授乳や内服を躊躇する母親は多いですが，授乳婦が使用している医薬品が子どもに大きな影響を及ぼすことは少ないです[1]．

母乳のメリットは，感染症予防，免疫機能や神経発達の促進など[2]があげられます．さらに，吸啜刺激により脳下垂体からプロラクチンが分泌され，オキシトシンによる射乳反射が起こり，授乳が進む[3]，という仕組みもあります．

また，母親の体調不良は育児環境の悪化にもつながります．健やかな育児のためにも，母体の回復，およびメンタルの安定を優先させることも頭においておきましょう．

そのなかで，なるべく授乳に影響の少ない薬を選択するのが医療者としての役目です．

添付文書には乳汁移行の情報が載っているが，それ以上の情報は少ない

2019年4月に改正された医薬品添付文書記載要領は，単に乳汁移行が認められたという理由だけで「授乳を避けさせること」との記載をしないように変更されました[4]が，多くは有益性投与の文言のみで，投与の判断をするためには情報が足りません（図1）．

> 9.6 授乳婦
> 治療上の有益性及び母乳栄養の有益性を考慮し，授乳の継続又は中止を検討すること．授乳婦の患者に本剤 10〜40 mg を1日1回8日間以上反復経口投与した時，投与量の約1%が乳汁中へ移行した

図1　パキシル添付文書より抜粋

乳汁移行の程度を調べるための成書には図2のようなものがあげられます．

Webでは，Drugs and Lactation Database（LactMed®）が詳しいです（https://www.ncbi.nlm.nih.gov/books/NBK501922/）．

日本語のサイトでは，国立成育医療研究センター内の「妊娠と薬情報センター」（https://www.ncchd.go.jp/kusuri/）内に情報はありますが，根拠までは掲載されていません．

授乳中

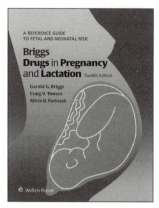
Drugs in Pregnancy and Lactation

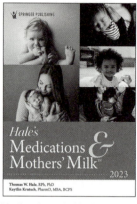
Medications & Mothers' Milk

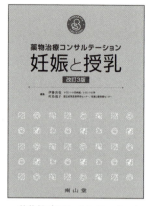
薬物治療コンサルテーション 妊娠と授乳

図2　乳汁移行を調べるための成書

どのくらい移行するのか，移行したとして問題があるのか

　多くの薬品が投与に問題ないとはいえ，授乳中の薬剤移行と安全性に関する情報は豊富ではありません．多くは有害事象の症例報告から知られた経験的なもので，大規模臨床研究に基づいたものではないことを念頭において，データを精査，アドバイスしましょう．

　具体的には，乳児に移行したときになるべく影響の少ないものを選択・提案し，服用する母親には，なるべく影響の少ない時間に授乳するよう伝えます．乳児や小児に適応のある薬剤を選ぶことによってもリスクを減らすことができます．

　化学的性質として，以下のデータも解答/選択の根拠になります．

- RID（相対的乳児投与量：relative infant dose）

　母乳を介する薬剤曝露量を乳児への治療量で割った数字です．乳児の治療量が決まっていない薬剤については，母親の体重当たりの治療量で代用します．

$$\text{RID}（\%）= \frac{\text{経母乳的に摂取される総薬物量（mg/kg/日）}}{\text{当該薬物の児への投与常用量（mg/kg/日）} \text{ or 母親の治療量（mg/kg/日）}} \times 100$$

　RIDは10%を1つのめやすとしています．これを大きく超えるときは注意が必要，低ければ影響は少ないとされています[1]．

- **t$_{1/2}$（消失半減期）**

　半減期が短い薬品であれば，授乳後に内服することで子どもへの影響を小さく抑えることができます．

　より短い半減期の類似薬を選択することによって，薬剤の影響を避けつつ授乳を続けることができます．

- **Vd（分布容積）**

　薬剤が体内でどの程度細胞内へ取り込まれるかを表した数字です．大きければ細胞内に移行しやすく，体内にとどまりやすいです．

　具体的には，大きいほど除去されにくく，小さければ短時間で除去されます．

- **T$_{max}$（最高血中濃度到達時間）**

　薬剤の投与から最高濃度（C$_{max}$）に達するまでの時間です．薬剤は母体の血漿中濃度に応じて母乳に移行するため，この前後の授乳を避けることで乳児曝露のリスクを減らすことができます．

- **MW（分子量：molecular weight）**

　分子量は母乳への移行を判定する際の有効な基準になります．低分子量の薬剤（＜200）は，乳房の上皮細胞にある細孔をくぐり抜けることで容易に母乳中に移行します．逆に，分子量が極めて大きな製剤（たとえばヘパリンやインスリンなど）は，ほぼ母乳に移行しません．

　なるべく分子量の大きい薬剤を選ぶことによって，母乳移行量を減らすことができます．

- **M/P 比（milk/plasma ratio）**

　薬剤の母乳中濃度／母体血漿中濃度の比です．1 未満であれば血漿中よりも母乳中のほうが薄いといえます．この比率が高いほど，薬剤は母乳中に高濃度で移行します．

　ただし，もともとの母体血漿中濃度が低い場合は，M/P 比が高値であっても母乳への移行量は少ないです．この数字のみで判断しないようにしましょう．

- **PB（タンパク結合率）**

　血液中を循環する薬剤の大半は，血漿アルブミンやその他のタンパク質と結合します．血漿タンパクと結合した薬剤は，乳腺上皮細胞の細胞膜を通過できないため，結合率が高いほど母乳への移行は少なくなります．

　その他，バイオアベイラビリティや pKa なども判断の一助になります．

　「パロキセチン」の RID は 1.2～2.8％，M/P 比は 0.056～1.3[5,6] です．M/P 比からの判断はできないものの，RID は低値であり，乳児への影響は少ないと考えられます．

授乳中

表1 抗ヒスタミン薬での例

	RID（％）	T_{max}（h）	MW	M/P
フェキソフェナジン	0.5〜0.7	2.6	538	0.21
レボセチリジン	−	1	389	−
ロラタジン	0.77〜1.19	1.3	383	1.2

〔大分県薬剤師会：母乳とくすりハンドブック2017．27，2017より一部抜粋して表に改変〕

　花粉症の対症薬については，乳児が摂取したときの傾眠傾向がなるべく少ない第二世代抗ヒスタミン薬で考えます．6か月以上から適応のある「フェキソフェナジン」（『アレグラ』），「レボセチリジン」（『ザイザル』），眠気の少ない「ロラタジン」（『クラリチン』）などが候補にあがります（表1）[5]．

　「フェキソフェナジン」はRID，M/P比とも低く，乳汁移行はほぼないと考えられます．

　「ロラタジン」はM/P比が1以上ですが，RIDが低いため，安心して使用できると考えられます．

　「レボセチリジン」はRID，M/P比が記載されていないため，添付文書やインタビューフォームからおおよその概算を求めます．ラットに1 mg/kgで単回投与したときの乳汁中濃度/血漿中濃度比が0.2〜0.8とされています[7]．また，累積係数は1.08であり，ほぼ蓄積はないと考えられるため，単回投与で考えます．空腹時単回経口投与のC_{max}は232.60±64.49（ng/mL）とあり，これらをもとに乳汁中の最大濃度を計算すると，232.6×0.8＝186.08（ng/mL）となります．

　次に，1回200 mLを授乳すると仮定すると，186.08×200＝37,216（ng/回）＝37.216（μg/回）．離乳前で1日5回授乳するとして，37.216×5＝186.08（μg/日）≒0.186（mg/日）．

　ここで，「レボセチリジン」の1回用量は，6か月〜1歳未満で1.25 mgを1日1回[7]なので，母乳から摂取する1日量は，治療量の1/6〜1/7程度，と計算できます．

　なお，この計算に使用しているM/P比はラットに大量投与しているデータのため，実際の投与とはズレが想定されますが，

- 5回分の授乳をすべてC_{max}のデータで計算している
- 5 mg錠単回投与の半減期が7.33時間
- 通常1日1回投与

という薬のため，実際に乳児が摂取する量はさらに少なくなると考えられます．

　念のため，服用期間は眠気の副作用で子どもの活動性が落ちないか観察しつつ，服用後1時間前後の授乳を避けることで，さらに移行は少なくなることを加えて指導しましょう．

母親の健康も考慮したうえでの投与検討

　授乳は成分がすぐれているだけでなく，母児両方のストレス改善にも有益であることが知られています[8,9]．

母体側のベネフィットとしては次のようなことがあげられます．

- 子宮復古の促進

オキシトシンは子宮収縮に関与するホルモンですが，授乳によりオキシトシン産生が進むため，臓器を正常なサイズへ戻す一助となります．

また，オキシトシンは痛みの閾値を上昇させるため，母親の不快感を軽減する可能性があります．

- 出産後の体重減少，糖尿病のリスク低減

妊娠中は脂肪が増えるため体重増加が起こりますが，母乳育児のはじめの6か月間にこの脂肪が利用されるため，より早く妊娠前の状態に戻ることができます．母乳のみで育てた母親のほうが，母乳で育てなかった母親より体重減少が多かったという報告もあります[10]．

また，妊娠中は血糖が上がりやすいですが，脂肪を早期に消費することにより，2型糖尿病のリスクも減少させます．

- 乳がん，卵巣がん，子宮体がんのリスク低下

これらのがんの発症率に関係していることが報告されています[11〜16]．

- ストレス低下

授乳により，コルチゾールおよび副腎皮質刺激ホルモン（ACTH）の低下が起こり，ストレスレベルを低下させます．

- その他

将来的な骨粗鬆症，心血管疾患，メタボリックシンドローム，関節リウマチなどのリスク低下が報告されています[17]．

万全な体調で授乳できるよう，薬を使って身体を休め，早めに体調を戻すことも重要です．

注意すべきとされている薬

「産婦人科診療ガイドライン産科編2023」[1]では次のようにまとめられています（一部改変）．

A. 授乳中止を検討

1. 抗悪性腫瘍薬

少量であっても細胞毒性があるため中止とすべきであるが，授乳時のデータは非常に少ない．（授乳）有益性が高い場合は個別に検討する．

🍼 授乳中

2. 放射性ヨードなど，治療目的の放射性物質
　放射性標識化合物の半減期から予想される正常レベルまでの減衰にかかる期間までは授乳を中止する．

3. アミオダロン（抗不整脈薬）
　母乳中に分泌され，児の甲状腺機能を抑制する作用がある．

B. 授乳中の使用に際して慎重に検討

1. 抗てんかん薬
　フェノバルビタール，エトスクシミド，プリミドンは RID が 10％あるいはそれ以上に達するとされている．可能であれば他剤への変更を検討する．

2. 抗うつ薬
　三環系抗うつ薬と SSRI の RID は一般に 10％以下であり，大きな悪影響は見込まれないものの，児の様子を十分に観察することが望ましい．

3. 炭酸リチウム
　児での血中濃度が高くなりやすい．可能ならば必要に応じて乳汁中濃度や児の血中濃度を調べて判断する．

4. 抗不安薬と鎮静薬
　ベンゾジアゼピン系薬剤を継続使用する場合は，半減期の短い薬剤を選択し，少量での治療が望ましい．半減期の長い薬剤を選択する場合は，児の様子を十分に観察する．

5. 鎮痛薬
　3 日間以上のオピオイド使用は避ける．特定の遺伝子型の授乳婦では，通常量のコデインリン酸塩使用で児のモルヒネ中毒が起こることがある．ペチジンは使用を避ける．

6. 抗甲状腺薬
　チアマゾール（メチマゾール，MMI）10 mg/日またはプロピルチオウラシル（PTU）300 mg/日までは児の甲状腺機能をチェックすることなく使用可能であり，さらに MMI 20 mg/日または PTU 450 mg/日までは継続的内服が可能と考えられるが，それを超える場合は慎重に検討する．

7. 無機ヨード
　乳汁中に濃縮され，乳児の甲状腺機能低下症の原因となりうるため，可能な限り使用は避ける．

💊 まとめ

　乳汁移行がある薬であっても使えるものは多いです．母乳は，乳児のみならず母親にもメリットがあります．断乳することによる乳腺炎のリスクなどもあるため，<u>安易に授乳中止を勧めない</u>ようにしましょう．

移行の程度は調べられるものも多く，同効薬のなかでも影響の少ない薬品を選び，影響の少ない飲ませ方（薬，母乳）をアドバイスするのもポイントです．

また，傾眠傾向で子どもの食思が落ちてしまうと，脱水や低栄養にもつながりかねません．眠くなる薬を処方するときは，移行量が少なくても子どもの観察を慎重に行うよう指導しましょう．

■ 引用文献

1) 日本産科婦人科学会，他（監修）：CQ104-105．産婦人科診療ガイドライン産科編 2023．78，2023
2) 国立成育医療研究センター：授乳と薬について知りたい方へ．https://www.ncchd.go.jp/kusuri/lactation/（2024/6/19 参照）
3) 高橋悦二郎：子ども（主に乳幼児期）の栄養と発育．日本食生活学会誌 5：918，1994
4) 厚生労働省：1．改正記載要領に基づく医療用医薬品添付文書について．医薬品・医療機器等安全性情報 No.360：1-5，2019　https://www.mhlw.go.jp/content/11120000/000476693.pdf（2024/6/19 参照）
5) 大分県薬剤師会（編）：母乳とくすりハンドブック 2017．27，2017
6) Hale TW：Hale's Medications & Mothers' Milk 2019：A Manual of Lactational Pharmacology. Springer Pub, 2018
7) グラクソ・スミスクライン：ザイザル®インタビューフォーム．2020　https://image.packageinsert.jp/pdf.php?mode=1&yjcode=4490028F1027（2024/6/19 参照）
8) Del Ciampo LA, et al.：Breastfeeding and the Benefits of Lactation for Women's Health. Rev Bras Ginecol Obstet 40：354-359, 2018
9) 刈込　博：乳児のリスクの基本的な考え方．調剤と情報 23：658-659，2017
10) López-Olmedo N, et al.：The Associations of Maternal Weight Change with Breastfeeding, Diet and Physical Activity During the Postpartum Period. Matern Child Health J 20：270-280, 2016
11) Stordal B：Breastfeeding reduces the risk of breast cancer：A call for action in high income countries with low rates of breastfeeding. Cancer Med 12：4616-4625, 2023
12) Bothou A, et al.：Breastfeeding and Breast Cancer Risk：Our Experience and Mini-revew of the Literature：Mater Sociomed 34：28-32, 2022
13) Babic A, et al.：Association Between Breastfeeding and Ovarian Cancer Risk：JAMA Oncol 6：e200421, 2020
14) Sung HK, et al.：The Effect of Breastfeeding Duration and Parity on the Risk of Epithelial Ovarian Cancer：A Systematic Review and Meta-analysis：J Prev Med Public Health 49：349-366, 2016
15) Jordan SJ, et al.：Breastfeeding and Endometrial Cancer Risk：An Analysis From the Epidemiology of Endometrial Cancer Consortium：Obstet Gynecol 129：1059-1067, 2017
16) Okamura C, et al.：Lactation and Risk of Endometrial Cancer in Japan：A Case Control Study. Tohoku J Exp Med 208：109-115, 2006
17) Tørris C, et al.：Duration of Lactation and Maternal Risk of Metabolic Syndrome：A Systematic Review and Meta-Analysis：Nutrients 12：2718, 2020

（富野浩充）

ダウンロードして保護者に渡せる！

付　録
子どもに薬を飲ませるコツとお役立ち情報

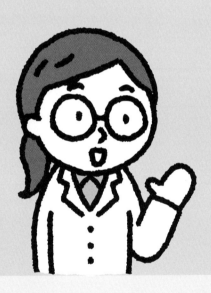
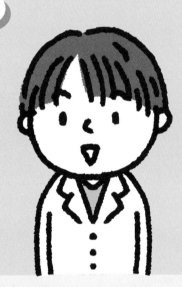

診断と治療社のホームページ上（https://www.shindan.co.jp）の本書のページからダウンロードできます

付　録

子どもに薬を飲ませるコツとお役立ち情報

ダウンロードして保護者に渡せる！

💊 ジュースやアイス，ゼリーへの混ぜ方

ジュース

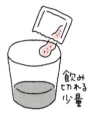

飲み切れる少量に混ぜる．

ゼリー・アイス

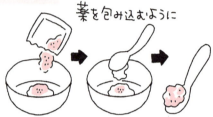

全体に混ぜるのではなく
ひとさじ分など少量に混ぜる．

💊 おもな抗菌薬とジュースの相性

	オレンジジュース	りんごジュース	スポーツドリンク	バニラのアイスクリーム
飲みやすくなる薬	・クラバモックス ・サワシリン	・サワシリン ・オゼックス	・タミフル	・クラリス ・ジスロマック
飲みづらくなる薬	・クラリス ・ジスロマック	・クラバモックス ・タミフル	・クラリス ・オゼックス	・タミフル

〔各メーカー資料による〕

「練乳」なども薬の苦味をうまく隠してくれる．

💊 お薬団子の作り方，上顎への塗りつけ方

お薬団子の作り方

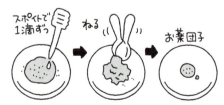

適量は薬によって異なるので，水は1滴ずつ追加する．

上顎の塗りつけ方

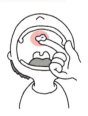

ピンクの部分に塗りつける
舌には触れないように塗布するのがコツ．
（上顎が難しい場合，頬の内側でもOK）

子どもに薬を飲ませるコツとお役立ち情報

💊 目薬（点眼薬）のさし方

基本のさし方

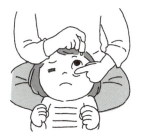

① 石鹸で手をきれいに洗う．
② 下まぶたのみを下げ，下まぶたの上に目薬を1～2滴落とす．
※目薬が直接目やまつげなどに触れないように！
③ 目薬が目に行き渡るように，上向きのまま30秒～1分目を閉じる．
④ あふれた目薬は清潔なハンカチやガーゼ，ティッシュでふき取る．

目薬を嫌がる子どもへの点眼

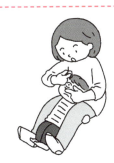

大人のお腹に子どもの頭を置いて，両足で腕，腰，足をはさむ．

さらに嫌がって暴れる場合

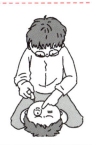

子どもを床に寝かせ，両膝で頭を左右からはさむ．

目をつぶって目薬をさせないとき

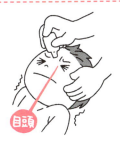

目頭のあたりを清潔なガーゼやティッシュで事前に拭く．目を閉じた状態で目頭に1～2滴落とす．

まぶたの上からでも，子どもは刺激に反応して目をパチパチと瞬きさせるので必要な目薬は入る．目じりに落とすとすぐ流れ出てしまうので注意！

● 寝ている間の点眼

下まぶたをそっと引っ張って「あかんべ」状態にし，下まぶたの上に落とす．寝ついてすぐだと刺激で起きることがある．点眼薬が冷たいとびっくりしやすいので，少し人肌に温めてからのほうがよい．

付録

保湿剤の塗布量

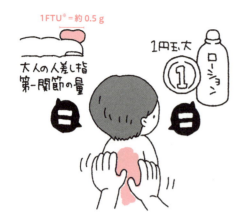

※1FTU（フィンガーチップユニット）
…口径5mm程度のチューブに入った塗り薬を大人の人差し指の先から第1関節まで出した量.

1FTUが大人の手のひら2枚分の面積に塗るめやすの量.
ローションタイプなら1円玉大の量がめやす.

誤飲したときの対応

薬を誤飲したら… 直ちに医療機関，かかりつけの病院に連絡してください．

受診時の持ち物

飲みこんだものとと同じ薬

お薬手帳

誤飲の予防

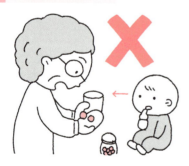

とくに降圧薬，血糖降下薬，抗不整脈薬，睡眠薬などはキケン！
子どもは大人のまねをしたがるので，薬を飲んでいる姿を見せないようにしましょう．

相談機関

- 小児救急電話相談（#8000）
- 公益財団法人日本中毒情報センター中毒110番
  大　阪：072-727-2499　24時間対応　　つくば：029-852-9999　24時間対応

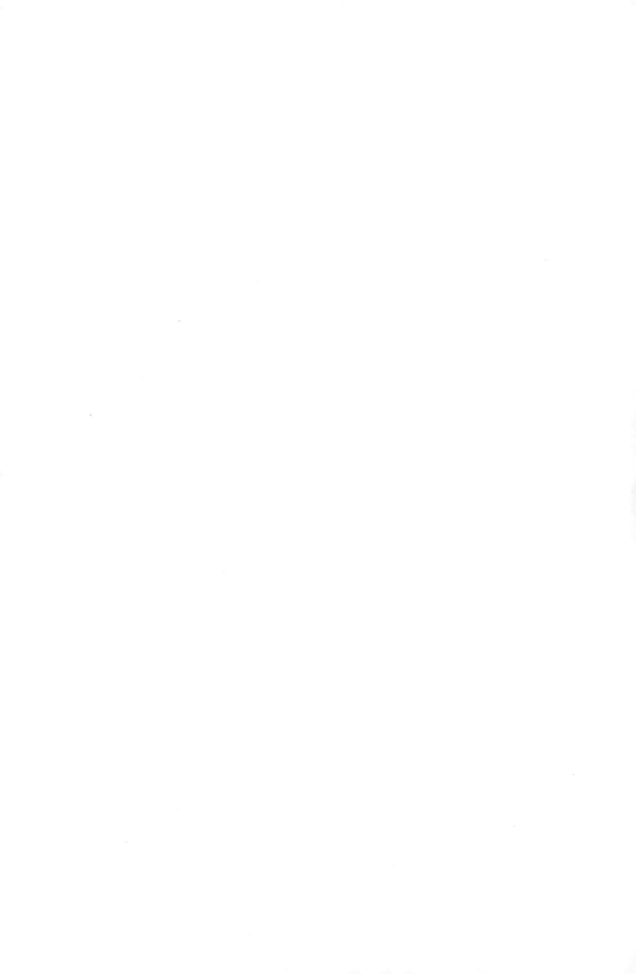

Index

和文

あ
アザルフィジン EN 錠　96
アセトアミノフェン　142, 149
アドヒアランス　6, 13, 119, 137
アトピー性皮膚炎　43, 72, 108
アトモキセチン　163, 164
アモキシシリン　3, 136
アリナミン F 糖衣錠　96
アリピプラゾール　62, 166, 175
アレジオン点眼液　128
アンテベート軟膏　111
アンブロキソール　9, 159

い・う
異常行動　20
遺伝子多型　90
イトラコナゾール　171
インフルエンザ　16, 24, 122
　——脳症　21
うがい　120

え・お
エピナスチン　11
嘔吐　19
オゼックス細粒　31
オセルタミビル　11, 19, 24
お風呂上がり　43, 76
オレンジジュース　30, 35, 179, 192

か
加圧噴霧式定量吸入器　116, 124
割線　39, 95, 98
滑沢　51
顆粒剤　25

カルバマゼピン　87
カルピス® ウォーター　179
カルボシステイン　9, 94, 159
カロナール A　144
噛んでもよい例，錠剤　41
眼軟膏　132
感冒　8
漢方薬　12

き
気管支炎　34
気管支喘息　94, 116
吸啜刺激　183
牛乳　33
吸入薬　116
去痰薬　8

く
グアンファシン　164
空腹時　14
果物ジュース　28
クラバモックス小児用配合ドライシロップ　29, 137
クラビット点眼液 0.5%　67
クラブラン酸　10
クラリスドライシロップ　31
クラリスロマイシン　34, 176
クリーム　110
グレープフルーツジュース　179

け・こ
ケトチフェン　69
ゲル化点眼液　132
懸濁性点眼液　129
誤飲　194
抗菌薬　136, 192
口腔カンジダ　120
口腔内崩壊錠　99
硬度　178
コーラ　36
コデイン　161

　——類　147
混合　109

さ
最高血中濃度到達時間（T_{max}）　185
細粒剤　25
嗄声　121
ザナミビル　19, 122
坐薬　153
白湯　177
サワシリン細粒　31
散剤　25
　——のかさが多い　50
酸性 NSAIDs　10

し
ジェネリック医薬品　101
子宮復古の促進　187
就寝前　13, 14
授乳　186
　——中　182
　——中の薬剤移行と安全性　184
錠剤内服可能，年齢　40
錠剤の大きさ　40
消失半減期（$t_{1/2}$）　185
常水　61
小青竜湯　159
小児用バファリン C II　144
小児用バファリンチュアブル　143
小児用量　80
食後　8
食前　8
食物アレルギー　126
徐放錠　95
徐放性　39

す
水剤の賦形　55, 56
水性点眼液　129

水道水　55, 175, 177
ステロイド外用薬　108
スプーン　100
スプラタスト　62
スペーサー　116, 118
スポイト　26
スポーツドリンク　36, 192

せ・そ
精製水　55, 61
生物学的同等性試験　101, 103
咳止め　157
セフポドキシム　140
全身移行　69
相互作用　168
相対的乳児投与量（RID）　184
ソフトミスト定量吸入器　116
ゾフルーザ　16

た
体温　151
第三世代セフェム系抗菌薬　10, 136
代謝酵素　87
耐性菌　138
タイレノールA　144
他規格　39
他社製品　39
タミフルドライシロップ　31
タリビッド点眼液　128
炭酸レモン飲料　36
単シロップ　55, 62
断乳　188
タンパク結合率（PB）　185

ち
チモロール　69
中耳炎　2, 29, 136
注射用水　61
腸溶錠　96
腸溶性　39
チョコレートのアイスクリーム　30

て
低カルニチン血症　136
低血糖　139
テオドール錠100mg　95
テオドール錠50mg　97
テオフィリン　94
適宜増減　7
デキサメタゾンプロピオン酸エステル軟膏0.1%「MYK」　110
デキストロメトルファン　157, 159
テビペネム　168
デルモベート軟膏　111
てんかん　80, 87, 101
点眼薬　66, 128, 193
点耳　141
添付文書　183

と
ドライシロップ剤　24
ドライパウダー定量吸入器　116, 124
ドンペリドン　10

な・に
軟膏　110
乳アレルギー　122
乳酸菌飲料　30, 36
乳児ボツリヌス症　32, 160
乳汁移行　183, 188
乳腺炎のリスク　188
乳糖　122
　──不耐症　127
妊娠と授乳　184

ね・の
熱性けいれん　152
ネブライザー　119
のど飴　161
飲む量　55

は
バイアスピリン錠　96
パキシルCR錠　95
白色ワセリン　76
麦門冬湯　159
ハチミツ　31, 159
発達障害　163
バニラのアイスクリーム　30, 192
バファリン　145
　──ルナJ　144
ばらつき　51
バルプロ酸　104
　──ナトリウム　80, 168
バロキサビル　16
パンデル軟膏　111

ひ・ふ
ピボキシル基　136, 139
ヒルドイドソフト軟膏　72, 110
フィルムコーティング　39, 98
風味づけ　137
フォーム剤　75
服薬補助ゼリー　28
服用回数　2
賦形　50, 51
プリン　30
フルイトラン錠　98
フルボキサミン　159
フルメトロン点眼液　128
ブロチゾラム　171
プロプラノロール　171
プロペト　76
分布容積（Vd）　185

へ
併用禁忌　168
併用注意　168
ペースト　26
ヘパリン類似物質　44, 75

ほ
ポカリスエット　179
保険適用上　13
保湿剤　43, 72, 194
母乳　183, 188
　──のメリット　182

ま・み・む

毎食後　2
ミネラルウォーター　175, 178
ミルク　30, 33
麦茶　176
ムコダイン錠 250mg　95, 98
ムヒのこども解熱鎮痛顆粒　143

め・も

メチルフェニデート　164
滅菌精製水　61
目盛り取り　55
モンテルカスト　14

や・ゆ・よ

薬物動態　14
野菜ジュース　36
有益性投与　183
夕食後　13
湯冷まし　177
幼稚園　5
用法　13
ヨーグルト　30

り

リザトリプタン　171
リスデキサンフェタミン　164
リスペリドン　166
リドメックスコーワ軟膏　111
りんごジュース　30, 192
リン酸コデイン　90
リンデロンV軟膏　110
リンデロン点眼液 0.01%　68

れ・ろ

冷感ジェルシート　155
レベチラセタム　102
レボフロキサシン　66
ローション剤　75
ロコイド軟膏　111

欧文

A

Augsberger の式　83
AWaRe 分類　138

C

Clark の式　83
Crawford の式　83
CYP1A2　89
CYP2D6　89, 90
CYP2E　89
CYP3A4　89, 171
CYP3A7　88

D・F

Dilling の式　83
Drugs and Lactation Database (LactMed®)　183
FTU (finger-tip unit)　74

L・M

LactMed® (Drugs and Lactation Database)　183
M/P 比 (milk/plasma ratio)　185
Medications & Mothers' Milk　184
mL 取り　55
MW (molecular weight)　185

O・P・R

OD（口腔内崩壊）錠　39
OTC 医薬品　142
PB（タンパク結合率）　185
RID (relative infant dose)　184, 185

T・V・Y

$t_{1/2}$（消失半減期）　185
T_{max}（最高血中濃度到達時間）　185
Vd（分布容積）　185
Von Harnack の換算表　83
Young の式　82

著者プロフィール

編著

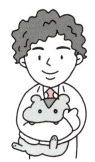

児島 悠史（こじま ゆうし） 薬剤師

略　歴▶2011年3月に京都薬科大学大学院修了後，薬局薬剤師として活動．日本薬剤師会JPALS CLレベル6認定薬剤師，同志社女子大学薬学部学術研究員．
「誤解や偏見から生まれる悲劇を，正しい情報提供と教育によって防ぎたい」を理念に，2016年にFizz-DI（https://www.fizz-di.jp/）を立ち上げ，専門誌やウェブ媒体で薬剤師向けの執筆を行うほか，大学等での講義，メディア監修，SNSを用いた一般向けの情報発信などに携わる．2022年のアニメ『異世界薬局』の薬学監修も担当．
おもな著書に『薬局ですぐに役立つ薬の比較と使い分け100』（羊土社，2017），『OTC医薬品の比較と使い分け』（羊土社，2019）など．

趣　味▶お城・温泉巡りと日本酒探し．Twitter（現X）アカウント「@fizz_di」は一般向けの情報発信，薬剤師仲間との論文情報共有等を主目的に運用しているが，日々ハムスターやプロ野球，美味しいご飯の話で騒がしい．

執筆

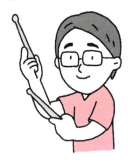

富野 浩充（とみの ひろみつ） 病院薬剤師・ライター

略　歴▶都内薬学部卒，日本ジャーナリスト専門学校卒．
病院勤務以前は，ドラッグストアや街薬局にも勤務，ウェブクリエーターの経験もあり．2018年より『アンサングシンデレラ』医療原案担当．
ライターとしての執筆ジャンルは，医療系，化学系理系分野，ゲーム音楽，まんが．

趣　味▶作曲，作文，理系の物語．
物語：文章に入り込みすぎて，ミステリにきれいに引っかかるタイプ．
音楽：ドラムかピアノの入っている曲が好き．倉橋ヨエコ，たま，ナナヲアカリ，Adam at，佐宗綾子，本田雅人（T-SQUARE含む），F.Chopin
ゲーム：ドラゴンクエスト，ファイナルファンタジー，音楽ゲーム，アイマス（多田李衣菜，松田亜利沙）．格闘ゲームはさわる程度．勝てない．
プロ野球：大洋ホエールズの遠藤一彦，ポンセ．現在は，DeNAの佐野恵太と宮崎敏郎．球場行きたい．

ホームページ▶http://torsades.chillout.jp/

編集協力，執筆

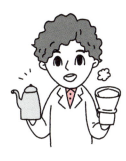

安福 功一（やすふく こういち） 薬剤師

略　歴▶神戸学院大学薬学部卒業後，保険薬局やドラッグストア等でさまざまな経験を経て，小児薬物療法認定薬剤師や認知症研修認定薬剤師の資格も取得．
現在は，「セルフメディケーション」「高度薬学管理」「在宅療養」の3領域を中心に，より多くの方が健やかになることをめざした薬学管理のできる薬剤師，質の高い医療が提供できる環境を整えられることをめざしたマネージャー，の二刀流の医療人として活動している．
神戸学院大学薬学部非常勤講師．「問題解決のできる薬剤師」の育成をモットーに薬剤師の人材育成に携わり，大学での講義や専門職向けの講演会，地域住民向けの講座など，薬局外での活動にも積極的にかかわっている．

趣　味▶美味しいコーヒーとお酒探し．朝ランを習慣にして，健康維持に励んでいる．

・🅹🅲🅾🅿🆈 〈出版者著作権管理機構 委託出版物〉
本書の無断複写は著作権法上での例外を除き禁じられています．複写される場合は，そのつど事前に，出版者著作権管理機構（電話 03-5244-5088, FAX03-5244-5089, e-mail：info@jcopy.or.jp）の許諾を得てください．

・本書を無断で複製（複写・スキャン・デジタルデータ化を含みます）する行為は，著作権法上での限られた例外（「私的使用のための複製」など）を除き禁じられています．大学・病院・企業などにおいて内部的に業務上使用する目的で上記行為を行うことも，私的使用には該当せず違法です．また，私的使用のためであっても，代行業者等の第三者に依頼して上記行為を行うことは違法です．

薬剤師に聞いてみよう！ 子どもの薬 Q&A
―教えて！ 診療現場の薬の"さじ加減"―　　ISBN978-4-7878-2667-1
2024年11月20日　初版第1刷発行

編 著 者	児島悠史
著　　者	富野浩充，安福功一
発 行 者	藤実正太
発 行 所	株式会社　診断と治療社
	〒100-0014　東京都千代田区永田町 2-14-2　山王グランドビル4階
	TEL：03-3580-2750（編集）　03-3580-2770（営業）
	FAX：03-3580-2776
	E-mail：hen@shindan.co.jp（編集）
	eigyobu@shindan.co.jp（営業）
	URL：https://www.shindan.co.jp/
表紙デザイン	江村康子，株式会社サンポスト
本文イラスト	江村康子，小牧良次（イオジン）
ロゴデザイン	平澤　南，株式会社サンポスト
印刷・製本	日本ハイコム株式会社

© 株式会社 診断と治療社, 2024. Printed in Japan.　　　　［検印省略］
乱丁・落丁の場合はお取り替えいたします．

「Child Health Books」 刊行のことば

　1998年に雑誌「チャイルドヘルス」が創刊して四半世紀が経ちました．この間，編集委員の先生方とともに，子どもにかかわる医療者，支援者の皆さまに役立てていただける雑誌づくりに邁進してきました．私たちには，医学という枠を超え，職種の垣根を超えた，子どもの保健と育児に関する幅広く確かな情報をお伝えできてきたという自負があります．

　しかし同時に，日々の診療や支援に直結するテーマをもっと掘り下げて，現場でより活かせる内容を届けることはできないか，という想いも抱いていました．
　子どもにかかわる課題はいつの時代も尽きることはなく，しかも，年々変化していっています．10年前の常識が現在では非常識となるような，刻々と変わる状況を理解し，課題をときほぐし，支援につなげていく必要があります．

　そんな想いをかたちにしたのが，新たに発刊する書籍シリーズ「Child Health Books」です．「育児・保健を科学的，実践的に扱う」という雑誌「チャイルドヘルス」の理念はそのままに，"より深く，より具体的に，よりわかりやすく"，を追求し，それぞれの分野のエキスパートが現場から導き出した，理論と実践を結びつけた実用的な内容を執筆．現場の課題解決に直結する一冊をお届けすることを目指しています．

　「こんな視点，やり方があったのか」「この職種の人に相談してみるのもよいかも」，そんなふうに，このシリーズが，新たな気づきのきっかけとなり，明日からの現場に活かしていただけることを，そしてすべての医療者，支援者の皆さまのお役に立ち，子どもたちの健やかな成長と幸せに貢献できることを，心から願っています．

2024年10月
診断と治療社